HARLEY PASTERNAK
mit Myatt Murphy

DIE
5-FAKTOR-DIÄT
Essen Sie sich fit!

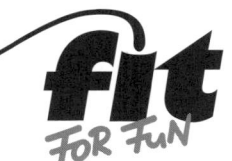

HARLEY PASTERNAK
mit Myatt Murphy

DIE
5-FAKTOR-DIÄT
Essen Sie sich fit!

riva

Bibliografische Information der Deutschen Nationalbibliothek:
Die Deutsche Nationalbibliothek verzeichnet diese Publikation in der
Deutschen Nationalbibliografie; detaillierte bibliografische Daten sind im
Internet über http://d-nb.de abrufbar.

Für Fragen und Anregungen:
harleypasternak@rivaverlag.de

1. Auflage 2010
© 2010 by riva Verlag, ein Imprint der FinanzBuch Verlag GmbH
Nymphenburger Straße 86
D-80636 München
Tel.: 089 651285-0
Fax: 089 652096

Die amerikanische Originalausgabe erschien 2006 unter dem Titel *The 5 Factor Diet*,
ISBN 978-0-696-23224-4. Copyright © 2006 by Harley Pasternak. Copyright © 2008
der deutschsprachigen Ausgabe by Börsenmedien AG, Kulmbach

Übersetzung: Birgit Irgang
Umschlaggestaltung: Pamela Günther
Layout und Satz: Sabrina Ziegler, Werbefritz! GmbH, Kulmbach
Druck: CPI – Ebner & Spiegel, Ulm
Printed in Germany

ISBN 978-3-86883-089-7

Weitere Informationen zum Verlag finden Sie unter

www.rivaverlag.de
Gerne übersenden wir Ihnen unser aktuelles Verlagsprogramm

Dieses Buch ist all meinen Kunden gewidmet.

Sie waren meine Versuchspersonen,

meine Inspiration und meine Freunde –

und werden es immer sein!

8

INHALT

EINLEITUNG

Für dieses Buch habe ich 15 Jahre gebraucht.

atürlich habe ich nicht 15 Jahre lang geschrieben, vielmehr waren anderthalb Jahrzehnte der Entwicklung nötig. Die 5-Faktor-Bewegung entstand, als ich ein »kräftiger« Teenager war. (»Kräftig« ist in diesem Fall eine etwas freundlichere Umschreibung für das Übergewicht, das ich damals hatte.) Ich kaufte jedes Diätbuch, jede Fitness-Zeitschrift, alle exotischen Diät-Pillen und sonstigen Mittelchen, die ich bekommen konnte. Außerdem probierte ich es mit Krafttraining, Kursen in Step-Aerobic, Pilates und Yoga. Ich experimentierte mit den Pritikin-, Body-For-Life- und Zone-Diäten. So interessierte ich mich für Bewegung und Ernährung, um besser auszusehen und mich besser zu fühlen. Doch erst als bei meinen beiden jüngeren Brüdern Diabetes Typ 1 diagnostiziert wurde, begann ich, mich mit Ernährungswissenschaft zu befassen und darüber nachzudenken, wie sie unseren Körper beeinflusst. Acht Jahre lang beschäftigte ich mich an der Universität mit dem Stoffwechsel, Biochemie, Ernährungswissenschaft und Physiologie. Diese Zeit bezeichne ich als meine »Streber-Jahre«.

Während ich die Uni besuchte und danach als Ernährungswissenschaftler im kanadischen Verteidigungsministerium arbeitete, entwickelte sich die 5-Faktor-Bewegung weiter. Ich lernte einiges über die Forschung. Neben meinen eigenen Ernährungsstudien (für die ich zahlreiche Reagenzgläser verschliss) lernte ich auch, wie man bereits existierende Ergebnisse der Ernährungswissenschaft bewertete. Mit dem nötigen akademischen Wissen im Hintergrund konnte ich gängige Diätinfos bestätigen oder widerlegen und begann, viele Diätpraktiken in Frage zu stellen. Ich hatte eine kritischere Meinung, wenn ich Behauptungen über beliebte Diätprogramme und Hilfsmittel zur Gewichtsabnahme hörte.

Sämtliche Diätbücher, die ich früher für unantastbar gehalten hatte, las ich noch einmal und unterstrich alle »Fakten«, die zur Untermauerung der dort aufgestellten Behauptungen verwendet wurden. Dann begann ich, nach den Studien zu suchen, auf die sich diese Behauptungen stützten. Zu meinem Leidwesen musste ich feststellen, dass die meisten Diäten und Strategien zur Gewichtsabnahme Schnellprogramme sind, die auf Halbwahrheiten und Crash-Kuren beruhen.

Ich wusste jedoch, dass es auch mit gesunder Ernährung eine realistische Möglichkeit zum Abnehmen geben musste. Nach meiner Vorstellung sollte es ein Programm sein, das auf der reinen Wahrheit, der reinen Wissenschaft und dem tatsächlichen Lebensstil der Menschen aufbaute – ein sensibles System, das Abspecken und Spaß miteinander verbinden sollte.

Meine 5-Faktor-Idee entwickelte sich weiter, und meine Ernährungs- sowie Fitnesspraxis nahmen zu. Ich erstellte und verbesserte meinen Ernährungsplan und wendete ihn bei Kunden mit erstaunlichen Erfolgen an. Schauspieler, die sich für ihre nächste Rolle in Form bringen wollten, wurden auf mein Programm aufmerksam. Neunzehn Filme, neun Fernsehshows und mehr als 50 Kunden aus der Schauspiel- und Musikbranche später hat meine 5-Faktor-Diät Menschen wie Halle Berry, Alicia Keys, Kanye West, Mandy Moore, Eva Mendes, Rachel Weisz, Rick Fox, John Mayer, Brendan Fraser, Stephen Dorff, Robert Downey Jr. und Benjamin Bratt geholfen.

Im Jahr 2005 schaffte es mein Buch 5-*Factor Fitness* an die Spitze zweier Bestsellerlisten. Obwohl 5-*Factor Fitness* in erster Linie ein Bewegungsprogramm war, enthielt das Buch auch eine kurze Einführung in die 5-Faktor-Diät und bot eine Reihe schneller 5-Faktor-Rezepte. Ich erhielt über 5.000 E-Mails von Menschen, die den Plan aus 5-*Factor Fitness* befolgt und zwischen 2,5 und 40 Kilo verloren hatten! Fast alle fragten nach weiteren 5-Faktor-Rezepten und wollten mehr über die 5-Faktor-Diät wissen.

Deshalb präsentiere ich Ihnen nun voller Stolz das letzte Diätbuch, das Sie jemals kaufen werden. Willkommen bei der 5-*Faktor-Diät!*

Harley Pasternak

EIN NEUER ANFANG

Wir kennen uns schon

Ich weiß nicht, wie Sie heißen oder wo Sie leben, doch ich kann mit Sicherheit sagen, dass ich Sie kenne. Und ich weiß, warum Sie dieses Buch lesen. Sie sind mit Ihrem Körper unzufrieden.

Es spielt keine Rolle, ob Sie ein paar Pfunde loswerden, sich in Form bringen oder etwas für Ihre Gesundheit tun wollen, damit Sie länger leben. Wenn Sie eines dieser Ziele erreichen möchten, steht das richtige Essen immer am Anfang.

Höchstwahrscheinlich haben Sie bereits einige – vielleicht denken Sie sogar: alle – verschiedenen Diäten ausprobiert, die heute gängig sind. Vermutlich haben Sie dabei auch ein wenig abgenommen. Doch wenn es Ihnen geht wie den meisten Menschen, dann haben Sie danach einige Kilos oder auch alles wieder zugenommen. Im schlimmsten Fall wiegen Sie jetzt sogar noch mehr als zuvor. Sie sind es leid, den »Kampf gegen das Fett« auszutragen, im Kopf Kalorien zu zählen und sich ganze Lebensmittelgruppen zu versagen. Außerdem haben Sie keine Lust mehr, Ihre Mahlzeiten abzuwiegen, nur kleine Portionen zu essen und geschmacklose Diätnahrung zu sich zu nehmen, während Ihnen bei den Kochshows im Fernsehen das Wasser im Munde zusammenläuft. Und all das nur, um so schlank, fit und umwerfend auszusehen wie die Filmstars auf der Leinwand.

Nun, ich habe ein paar Neuigkeiten für Sie: Fernsehschauspieler und Filmstars begehen nicht dieselben Fehler wie Sie. Und mit der 5-Faktor-Diät werden auch Sie diese Fehler nie wieder machen. Wirklich jeder kann sich innerhalb kurzer Zeit in Form bringen. Schwieriger ist es dann allerdings, diese Form beizubehalten. Die 5 Faktoren werden Ihnen dabei helfen.

Ich teile meine Hollywood-Geheimnisse mit Ihnen

Als mein erstes Buch, 5-*Factor Fitness*, 2005 über Nacht ein Erfolg wurde, war ich stolz darauf, dass jenes System, das ich seit Jahren für meine Hollywood-Kunden nutzte, endlich für jedermann verfügbar war. In dem Buch skizzierte ich ein 5-Wochen-Programm, um den Lesern dabei zu helfen, schnell zu einem besseren Körper und einem gesünderen Lebensstil zu finden. Der Fokus lag dabei primär auf Fitness und Bewegung.

Seit das Buch veröffentlicht worden ist, bestürmen mich Leser wie Sie mit der Bitte um mehr Informationen über Diät und Ernährung. Die große Menge der Anfragen, die ich bekommen habe, hat mir klar gemacht, dass die Menschen mehr über den Ernährungsplan wissen möchten, den ich für meine Kunden verwende – insbesondere über die 5-Minuten-Mahlzeiten, die Teil meines Programms sind. Außerdem suchen sie Rat, wie sie diese am besten in ihren Alltag integrieren können.

Das Buch Die 5-*Faktor-Diät* ist meine neue Ernährungsbibel – ein umfassender Leitfaden über das einfache, aber äußerst effektive Diätprogramm, das ich seit Jahren anwende, um meine prominenten Kunden in Top-Form zu bringen und zu halten. Meine 5-Faktor-Diät ist als einfaches, aber umfassendes Ernährungsprogramm einzigartig. Und was noch wichtiger ist: Es funktioniert tatsächlich! Dieses Buch im Regal zu haben, ist so, als wäre Ihr ganz persönlicher Ernährungsberater und Koch rund um die Uhr bei Ihnen. Es ist das Ergebnis vieler Jahre Forschung und Erfahrung im Bereich der Gewichtsabnahme-Industrie mit belegten Ergebnissen, die

Sie jederzeit an meinen prominenten Kunden bewundern können, wenn diese in einem Film auftreten, über den roten Teppich laufen oder für eine Zeitschrift posieren. Die 5-Faktor-Diät ist nicht einfach nur ein Diätbuch unter vielen. Ich verspreche Ihnen: Dieses Buch ist das letzte Diätbuch, das Sie jemals brauchen werden.

»Für mich ist Harleys Ernährungs- und Fitness-Plan wirklich sinnvoll. Er ermöglicht es mir, normal zu essen, und bietet kompakte, effektive Übungen. Ich habe endlich den ersehnten, gesunden Lebensstil! Das fühlt sich unglaublich gut an!«
Sophia Bush, Schauspielerin, Star der erfolgreichen amerikanischen TV-Serie »One Tree Hill«

Die 5-Faktor-Diät

Warum nenne ich mein Programm »Die 5-Faktor-Diät«? Das ist ganz einfach! Ich tue es, um die Dinge für Sie zu vereinfachen. Jedes Prinzip der Ernährung und Bewegung, das ich Ihnen näher bringen möchte, lässt sich in fünf leicht zu merkende Punkte aufgliedern:

✗ Die 5-Faktor-Diät ist ein 5-wöchiger Diätplan.
✗ Es gibt 5 Arten von Nahrung, die Sie in jeder Mahlzeit zu sich nehmen sollten.
✗ Die Diät enthält ein aus 5 Phasen bestehendes 5-Faktor-Hollywood-Training.
✗ Meine Bewegungsübungen sind ebenso einfach wie meine Diät: 5 Übungseinheiten pro Woche, die jeweils aus fünf 5-minütigen Phasen bestehen.
✗ Im Rahmen meiner Diät wollen Sie wahrscheinlich einige meiner über hundert 5-Faktor-Rezepte ausprobieren, für die jeweils nur 5 (oder weniger) Zutaten benötigt werden. Jedes der köstlichen Rezepte ist in maximal 5 Minuten zubereitet. (Dabei ist die Kochzeit natürlich nicht mitgerechnet. Ich sagte »köstlich«, nicht »magisch«!

Versprochen: Wenn Sie bis 5 zählen können, wird die 5-Faktor-Diät die einfachste Diät sein, die Sie zum Abnehmen jemals gemacht haben.

Los geht's!

Bevor ich weitere Einzelheiten über die Einfachheit und Effektivität der 5-Faktor-Diät erzähle und Ihnen die wissenschaftlichen Grundlagen nahe bringe, möchte ich etwas zu all den Mode-Diäten sagen, die Sie unter Umständen bereits ausprobiert haben. Denn Sie können keine Fortschritte machen, wenn Sie nicht wissen, warum Sie bisher keinen Erfolg hatten. Es ist wichtig zu verstehen, warum jede andere Diät gescheitert ist. Blättern Sie um und durchbrechen Sie ein für alle Mal den Jojo-Effekt.

»Ich litt unter einer äußerst schlechten Gesundheit und wäre innerhalb eines Jahres zweimal beinahe gestorben. Dadurch ging es mir so schlecht, dass ich mich über drei Jahre lang kaum bewegte. Ich hatte keine Energie und gab jede sportliche Betätigung auf, bis ich die 5-Faktor-Diät ausprobierte. Die einfach Durchführbarkeit des Programms und – was noch wichtiger war – die erstaunlich schnellen Resultate machten es mir leicht, dabeizubleiben. Das ist fantastisch!«

Louise Meinardus, Alter: 40,
bisheriger Gewichtsverlust: 2,5 Kilo

MODE-DIÄTEN FUNKTIONIEREN NICHT

Eines Tages kam ein frustrierter Kunde mit 18 Kilo Übergewicht zu mir. Im Laufe der vorangegangenen drei Jahre hatte er 90 Kilo abgenommen und verzweifelt verschiedene Mode-Diäten ausprobiert. Das klingt beeindruckend, nicht wahr? War es aber nicht.

Bei den erwähnten 90 Kilo sind all die Pfunde mitgerechnet, die er verloren und wieder zugenommen hat. So nahm er beispielsweise erst 18 Kilo ab, dann kamen wieder 22 Kilo hinzu. Oder er verlor 22 Kilo und wog kurze Zeit später 27 Kilo mehr! Diese Problematik wird Jojo-Effekt genannt. So etwas ist nicht nur Zeitverschwendung, sondern kann außerdem für Ihren Körper schädlich sein.

Die heutigen Mode-Diäten sind lediglich die neusten Ideen in einer langen Reihe wirkungsloser und häufig sogar gefährlicher Auswüchse des Diätwahns. Im Laufe der vergangenen 20 Jahre sind die Menschen mit einer Diät nach der anderen bombardiert worden. Obwohl diese Diäten sich sehr stark voneinander zu unterscheiden scheinen, haben sie alle eine Gemeinsamkeit: Sie funktionieren nur *bis zu einem bestimmten Punkt,* wenn überhaupt.

Ich glaube, wenn Sie verstehen, warum diese Diäten hinter Ihren Erwartungen zurückbleiben, können Sie vernünftiger planen und zu dem Körper und gesunden Lebensstil gelangen, den Sie sich immer gewünscht haben. Diäten, die nicht wirken, kosten Sie nur Zeit und Mühe. Und Misserfolge kann sich Ihr Körper einfach nicht leisten.

Als ich für die 5-Faktor-Diät recherchierte, las ich ein Dutzend Diätbücher. Als Person, die ihren Lebensunterhalt damit verdient, Menschen über Gesundheit und Fitness aufzuklären, war ich schockiert darüber, wie lächerlich viele dieser Diäten waren.

Sie müssen wissen: Jedes Mal, wenn Sie eine Diät mit wenig Kalorien beginnen, merkt Ihr Körper, dass er weniger Kalorien erhält und senkt sofort den Grundumsatz (basal metabolic rate, BMR) – das ist die Menge der Kalorien, die der Körper verbraucht. Wenn Sie weniger Kalorien zu sich nehmen, bedeutet das also, dass den ganzen Tag lang weniger Kalorien verbrannt werden. Beenden Sie die Diät – und das werden Sie irgendwann tun –, braucht Ihr Körper eine Weile, um den BMR wieder zu normalisieren.

Aus diesem Grund legen Jojo-Diäthalter mit jedem Diät-Misserfolg immer mehr an Gewicht zu. Wer zu seinen alten Essgewohnheiten zurückkehrt, während der BMR noch reduziert ist, nimmt nicht nur die verlorenen Pfunde wieder zu, sondern in der Regel noch mehr. Wird dieser Teufelskreis mehrfach wiederholt, wird man also mit jedem weiteren Versuch immer dicker, statt abzunehmen. Das ist körperlich anstrengend und emotional frustrierend.

Stellen Sie sich selbst die Frage, die ich für die wichtigste rund um Gesundheit und Fitness halte: Wollen Sie morgen gut aussehen oder für den Rest Ihres Lebens?

Sie müssen sich Ihre Gesundheits- und Fitnessziele eher wie einen Marathon als wie einen Sprint vorstellen. Bei den meisten Mode-Diäten wird behauptet, dass Sie mit ihrer Hilfe schnell Pfunde verlieren, und ich weiß, dass dieses Versprechen ausgesprochen verführerisch sein kann. Doch dieser Gewichtsverlust ist in der Regel das Ergebnis von Ernährungstaktiken, die nicht nur ungesund, sondern auch unmöglich beizubehalten sind.

Wer für immer einige Pfunde weniger wiegen möchte, muss weiter denken. Sie brauchen einen wirkungsvollen und vernünftigen Plan, mit dem Sie konstant Gewicht verlieren, nicht plötzlich. Der Unterschied zwischen der 5-Faktor-Diät und all den kurzlebigen Mode-Diäten, von denen ich hier spreche: Diese Mode-Diäten verschaffen Ihnen einen kurzfristigen Erfolg, während Sie nur mit der 5-Faktor-Diät Ihr Leben lang schlank und gesund bleiben.

Blutgruppendiät

Bei dieser Diät wird davon ausgegangen, dass nicht die Kalorien, die Sie zu sich nehmen, sondern Ihre Blutgruppe daran schuld ist, dass Sie dicker werden. Das Konzept zum Abnehmen besteht folglich darin, nur bestimmte Lebensmittel zu essen, die zur eigenen Blutgruppe passen. Wenn man die falsche Nahrung zu sich nimmt, ist das angeblich, als erhalte man eine Bluttransfusion einer anderen Blutgruppe, sodass Bestandteile des Essens, die Lektine genannt werden, in den Blutkreislauf gelangen. Es sind vermeintlich diese Lektine, die zu einer Verklumpung des Bluts führen und verschiedene Gesundheitsprobleme auslösen.

Die Behauptungen hinsichtlich Blutgruppen und Gewichtsverlust sind nicht durch wissenschaftliche Erkenntnisse gedeckt. Ihre Blutgruppe hat mit der Fähigkeit Ihres Körpers, überschüssiges Fett zu verbrennen, nichts zu tun. Dieses Konzept schränkt nicht nur Blutgruppen ein, sondern auch Lebensmittelkategorien. So werden Sie aufgefordert, bestimmte gesunde Nahrungsmittel, die reich an Antioxidantien, Vitaminen und Mineralien sind, nicht zu essen. Und es werden einige ungewöhnliche Lebensmittel und Nahrungsergänzungen empfohlen, die ausschließlich über das Internet erhältlich sind.

Kohlsuppendiät

Es ist leicht nachvollziehbar, warum so viele Menschen dieses strenge, kalorienarme Programm ausprobiert haben, das schon seit Jahrzehnten existiert. Seine Verfechter behaupten, dass man damit in sieben Tagen bis zu 9 Kilo verlieren kann, indem man mehrmals am Tag kaum mehr als Suppe auf Kohlbasis zu sich nimmt. Angeblich soll der Gewichtsverlust noch beschleunigt werden, wenn man phasenweise sieben Tage Diät mit 14 Tagen ohne Diät abwechselt.

Diese Diät kann Ihrem Körper schaden, da Sie die tägliche Kalorienzufuhr auf weniger als 1.000 Kalorien am Tag reduziert. So haben Sie ständig Hunger, da Sie im Grunde Ihren Körper dazu zwingen, von nichts außer Ballaststoffen und Wasser zu leben. Die Nahrung enthält keine Proteine oder Fette und nur wenige Vitamine oder Mineralstoffe. Der Gewichtsverlust besteht fast immer aus Wasser und magerer Muskelmasse, da der Proteinmangel den Körper veranlasst, sein eigenes Muskelgewebe abzubauen. Außerdem kommt es meist zu unerwünschten Nebenwirkungen wie Durchfall, Bauchschmerzen, Benommenheit und Blähungen.

Grapefruit-Diät

Bei dieser beliebten Diät werden Sie aufgefordert, zu jeder Mahlzeit eine ganze Grapefruit zu essen. Warum eine Grapefruit? Angeblich enthalten Grapefruits ein spezielles Enzym, das die Fettverbrennung unterstützt.

Die Nachteile dieser Diät sind dieselben wie bei der Kohlsuppendiät, obwohl das Konzept eine kleine Menge an Proteinen zulässt. Wie viele Kilos man auch verliert – sie sind nicht den Grapefruits zuzuschreiben. Diese restriktive 800-Kaloriendiät hungert Sie förmlich aus. Es ist traurig, aber wahr: Es gibt einfach kein Supermittel mit magischen Fähigkeiten, das Sie abnehmen lässt.

Steinzeitdiät

Die Erfinder dieses Ernährungsplans sind der Meinung, dass die Höhlenmenschen schlank und gesund waren, da sie nur naturbelassene Lebensmittel aßen. Diesem Diätkonzept zufolge sind verarbeitete und angebaute Lebensmittel, einschließlich Weizen und anderen Getreidearten, die wahre Ursache für alle wesentlichen Erkrankungen und Fettleibigkeit. Deshalb sollen Sie im Rahmen dieser Diät zu Ihren Neandertalerwurzeln zurückkehren und nur das essen, was Ihre Vorfahren auch schon zu sich nahmen. So werden zugunsten von Fisch, magerem Fleisch, Beeren, Gemüse, Früchten, Nüssen und Samen alle bearbeiteten Lebensmittel vom Speiseplan verbannt.

Ich kann nicht bestreiten, dass weniger industriell verarbeitete Lebensmittel für den Körper gesünder sind. Die Behauptung, dass unsere Vorfahren hauptsächlich deshalb schlanker waren als wir, weil sie keine verarbeitete Nahrung zu sich nahmen, verfälscht jedoch die Wahrheit: Sie verbrachten viele körperlich anstrengende Stunden damit, ihr Essen zu jagen oder zu sammeln.

Die Höhlenmenschen waren teilweise deswegen so schlank, weil sie körperlich deutlich aktiver waren als wir heute. Dieses Argument wird jedoch von den Verfechtern dieser Diät nicht berücksichtigt. Sie lassen auch die Tatsache außer Acht, dass unsere Vorfahren keinen bequemen Zugang zur Nahrung hatten und folglich deutlich weniger aßen als wir. Bisher gibt es keine wissenschaftliche Studie, die eine Verbindung zwischen Weizen oder Getreide und Fettleibigkeit sowie daraus resultierenden Krankheiten herstellt – dieser Diät zufolge ist jedoch der Mais für mehr Krebstote verantwortlich als beispielsweise Zigaretten. Es gibt allerdings auch andere logische Gründe, warum unsere Vorfahren seltener an Krebs, Herzerkrankungen oder sonstigen modernen Beschwerden litten: Sie wurden nicht alt, da die durchschnittliche Lebenserwartung eines männlichen Neandertalers bei 20 Jahren lag!

Zuckerfreie Diät

Bei dieser Diät muss auf Nahrungsmittel mit einem hohen Anteil an raffiniertem Zucker und Kohlenhydraten mit einem hohen glykämischen Index verzichtet werden.

Holen Sie Ihren Taschenrechner hervor, denn Sie müssen dafür sorgen, dass jede Mahlzeit aus 30 Prozent Kohlenhydraten, 30 Prozent Proteinen und 40 Prozent Fett besteht. Solche Berechnungen nehmen viel Zeit in Anspruch, und überdies wird bei dieser Diät die tägliche Kalorienaufnahme auf ungesunde 1.200 Kalorien beschränkt. Sie nehmen nicht ab, weil Sie weniger Zucker essen, sondern weil Sie zu wenige Kalorien zu sich nehmen. Die Diät schränkt viele gesunde Lebensmittel ein – wie beispielsweise Karotten, die große Mengen an wichtigen Vitaminen und Mineralstoffen enthalten. Stattdessen wird behauptet, Sie könnten Gewicht verlieren, indem Sie sehr fetthaltige Nahrung mit wenig Zucker essen wie etwa Hamburger, Steaks und Käse.

> »Ich habe praktisch jeden modernen Diättrend ausprobiert, doch immer ohne langfristige Wirkung. Die 5-Faktor-Diät hat mir für richtige, gesunde Ernährung die Augen geöffnet. Als ich Harleys Plan befolgte, gelang es mir schließlich, meine Essgewohnheiten zu ändern. Diäten kommen und gehen, doch Harleys Konzept gilt für den Rest deines Lebens!«
>
> *Danielle Martin, Alter: 37,*
> *bisheriger Gewichtsverlust: 35 Kilo*

Flüssigdiäten

Bei diesen Diäten verzichten Sie auf feste Nahrung zugunsten von flüssigen Mahlzeiten, die meist aus Getränken mit Zucker, fettfreiem Milchpulver, Ballaststoffen, Vitaminen und Mineralien bestehen. Bei

> »Ich wurde gebeten, für meinen letzten Film ein wenig abzunehmen. Harley ließ mich seine 5-Faktor-Diät und sein Übungsprogramm machen. Innerhalb weniger Wochen war mein Körper wie verwandelt. Sich in Form zu bringen, war noch nie so einfach. Eben habe ich meinen Film gesehen. Wenn ich das von mir selbst sagen darf: Mein Körper sieht besser aus als in jedem anderen Film zuvor. Ich werde mein Leben lang ein Fan dieser Diät bleiben.«
> *Sanaa Lathan, Schauspielerin und Star des Films »Love and Basketball«*

manchen Varianten dieses Konzepts nehmen Sie ausschließlich Mixgetränke zu sich, bei anderen gibt es auch kleine Mahlzeiten mit wenigen Kalorien.

Eine meiner Kundinnen machte eine Zeitlang eine Diät mit Mixgetränken. Jeden Tag nahm sie fünf Drinks zu sich, statt feste Nahrung zu essen. Sie fühlte sich elend und deprimiert – vor allem, als sie eines Abends zu einem Essen in einem Fünf-Sterne-Restaurant ihr Mixgetränk mitbringen musste, statt die herrlichen Gerichte zu genießen.

Flüssigdiäten sind gemeinschaftsfeindlich und schon deshalb nicht vertretbar, da sie nicht zufrieden stellen. Die Forschung hat ergeben, dass Flüssigkeiten den Magen nicht genauso effektiv füllen wie feste Nahrung. Außerdem enthalten die meisten Mixgetränke nicht ausreichend Ballaststoffe, sodass man sich nie auch nur annähernd satt fühlt. Diese niedrigkalorischen Konzepte – manchmal nur 700 Kalorien pro Tag – können die Nieren belasten, da viele Menschen, die solche Flüssigdiäten machen, dehydrieren.

Neue Beverly-Hills-Diät

Hier sollen Lebensmittel in bestimmter Weise miteinander kombiniert werden, um eine besondere Mischung an Enzymen zu erreichen, die angeblich dem Körper hilft, die Nahrung richtig zu verdauen.

Zum Abnehmen kann es vorteilhaft sein, bestimmte Lebensmittel miteinander zu kombinieren – das werde ich im Rahmen der 5-Faktor-Diät später noch erläutern. Doch der Grund dafür ist nicht ein bestimmter Enzym-Mix, wie bei dieser Diät behauptet wird, denn die Enzyme zur Verdauung der Nahrung werden vom Körper selbst produziert.

Auch die Theorie, dass jede Nahrung, die nicht richtig verdaut werden kann, zu einer Gewichtszunahme führt, ist nicht richtig. Wenn Ihr Körper Lebensmittel nicht aufspalten kann, hat er weniger Möglichkeiten, die Kalorien daraus aufzunehmen und als Körperfett einzulagern. Unabhängig von allen Theorien ist bei dieser Diät aber der Gehalt an Proteinen, Vitaminen und Mineralstoffen zu niedrig, als dass sie als gesund gelten könnte.

Body for Life

Hierbei handelt es sich um eine Diät, die an sechs Tagen pro Woche durchgeführt wird, sowie um einen Übungsplan. Der Erfinder verspricht, dass man damit nach zwölf Wochen die beste Form seines Lebens erreicht hat.

»Dass ich 15 Jahre lang keinen Sport getrieben habe, machte sich bemerkbar. Ihr Buch hat mein Leben verändert. Das war genau das, was ich brauchte, um wieder auf den richtigen Weg zu kommen! Ich begann, nach den 5 Faktoren zu leben, als ich 113 Kilo wog und 106 Zentimeter Taillenumfang hatte. Momentan wiege ich 84 Kilo und habe einen Taillenumfang von 81 Zentimetern. Ich fühle mich großartig! Ihr Buch hat in mir den Wunsch und die Disziplin geweckt, ein körperliches Ziel zu erreichen, von dem ich dachte, dass es der Vergangenheit angehöre und nie wieder aktuell werden würde.«

Andrew White, Alter: 39,
bisheriger Gewichtsverlust: 30 Kilo

Es fällt auf, dass Body for Life Sie ermuntert, zahlreiche Nahrungsergänzungsmittel zu verwenden. So scheint das Programm tatsächlich vor allem den Sinn zu haben, diese Mittel zu verkaufen. Allerdings stimme ich dem Body-for-Life-Konzept insofern zu, als es regelmäßige Übungen fordert.

Ballaststoffreiche Diät

Die Theorie hinter äußerst ballaststoffreichen Diäten besagt, dass Ihre Nahrung, wenn Sie zu viele Faserstoffe zu sich nehmen, mit größerer Geschwindigkeit durch Ihr Verdauungssystem befördert wird, so dass Ihr Körper nicht alle Kalorien aufnehmen kann.

Täglich Ballaststoffe zu sich zu nehmen, hat viele Vorteile für Ihre Gesundheit. Doch wer ein Übermaß an Ballaststoffen isst, verliert nicht automatisch Gewicht. Ballaststoffe enthalten keine absorptionsfähigen Kalorien – und das bedeutet, dass ballaststoffreiche Diäten einfach kalorienarm sind. Das ist der wahre Grund dafür, dass Sie zu Beginn solcher Diäten abnehmen.

Allerdings kann es für Ihr Verdauungssystem unangenehme Folgen haben, wenn Sie zu viele Ballaststoffe essen. Außerdem kann es dazu führen, dass zusammen mit den Ballaststoffen auch gesunde, nährstoffreiche Nahrung schneller durch den Verdauungtrakt transportiert wird, so dass die Nährstoffe nicht aufgenommen werden können.

Ornish- und Pritikin-Diät

Der Ornish-Plan reduziert die Proteinaufnahme auf lediglich 15 Prozent Ihrer täglichen Kalorienzufuhr. Darüber hinaus wird behauptet, dass Kalorien aus Fett dick machen. Wer sich an die Pritikin-Diät hält, soll seinen Fettkonsum auf unter zehn Prozent der täglichen Kalorienaufnahme senken.

Bei so geringen Mengen an Proteinen (Ornish) beziehungsweise Fett (Pritikin) ist es nicht sehr wahrscheinlich, dass Sie sich bei einer dieser Diäten satt fühlen. Aus diesem Grund essen manche Menschen im Rahmen der Diät zu viel oder schaffen es nicht, sich für lange Zeit an die Vorgaben zu halten.

Punktepläne und Fertiggerichte

Einige Konzepte zur Gewichtsreduzierung beschränken die Nahrungsmenge, indem dem Diäthalter auf der Grundlage seines Gewichts und dem gewünschten Diätziel Punkte zugewiesen werden. Die Herausforderung besteht in diesem Fall darin, sorgfältig zu planen, denn ansonsten kann es vorkommen, dass man alle verfügbaren Punkte mit ein oder zwei Mahlzeiten verbraucht ... und dann den Rest des Tages hungern muss.

Es gibt auch Diätpläne, die auf dem Kauf von abgepackten Gerichten basieren. Hierbei besteht die Gefahr, dass man sich verloren fühlt, wenn man einmal nicht zu Hause isst, denn es wird nicht erläutert, wie man selbst gesunde Mahlzeiten zusammenstellt. Außerdem können solche Diäten teuer sein, sodass möglicherweise das Bankkonto darüber entscheidet, wann Sie die Diät beenden.

KOHLENHYDRATARME DIÄTEN FUNKTIONIEREN NICHT

Ich glaube, dass kohlenhydratarme Diäten, die einen hohen Eiweißgehalt haben – wie die Atkins-, die South-Beach und die Zone-Diät – ebenso ungesund und gefährlich sind wie die Modediäten. Doch da sie in den letzten zehn Jahren ausgesprochen beliebt waren, widme ich ihnen hier ein eigenes Kapitel.

Worin besteht eine kohlenhydratarme Diät mit einem hohen Eiweißgehalt? Darunter versteht man jede Diät, die darauf basiert, sehr viele Proteine aufzunehmen (zum Beispiel in Form von Fleisch oder Eiern), aber die Kohlenhydrate (wie Brot, Kartoffeln, Nudeln und Reis) streng zu beschränken. Bei den meisten kohlenhydratarmen Diäten sollen außerdem Obst, Gemüse und andere gesunde Lebensmittel vermieden werden.

Was Sie bei diesen Diäten – außer Gewicht – verlieren

Solche kohlenhydratarmen Diäten sind so beliebt geworden, weil durch sie die Pfunde purzeln – zumindest kurzfristig. Doch statt Fett abzubauen, verlieren Sie bei einer kohlenhydratarmen Diät folgende fünf Dinge:

1. Wasser

Obwohl kohlenhydratarme, eiweißreiche Diäten zu Beginn zu einem sofortigen Gesichtsverlust führen, verlieren Sie größtenteils Wasser.

Wenn Sie Ihrem Körper keine Kohlenhydrate zuführen, hat er keine andere Wahl, als sein Glykogen zu verbrauchen – das sind die eingelagerten Kohlenhydrate, die als Reserve für Aktivitäten zur Verfügung stehen. Jedes Gramm Glykogen ist mit drei bis vier Gramm Wasser verbunden; wenn der Körper es verbraucht, verliert er auch überschüssiges Wasser, sodass das Gewicht zu sinken beginnt. Das Problem besteht darin, dass Ihr Körper erneut beginnt, Glykogen – und das damit verbundene Wasser – einzulagern, sobald Sie wieder normal essen: Auf diese Weise kehrt das verlorene Gewicht zurück.

2. Muskelmasse

Nach dem anfänglichen Wasserverlust muss der Körper sich eine andere Quelle für die benötigten Kalorien suchen. Deshalb beginnt er, magere Muskelmasse und organisches Gewebe abzubauen, die er als Energiequelle erkennt.

3. Nährstoffe und Ballaststoffe

Bei den meisten kohlenhydratarmen Diäten ist die Menge an frischem Obst und Gemüse beschränkt. Dadurch erhält der Körper deutlich zu wenige Vitamine und Mineralstoffe – von den Ballaststoffen ganz zu schweigen.

4. Interesse

Da so viele Nahrungsmittel ausgenommen oder eingeschränkt sind (Obst, Getreide, Brot, Körner, Stärke, Backwaren, Milchprodukte, stärkehaltiges Gemüse und Süßwaren), ist es schwer, diese Art von Diät langfristig in den Alltag zu integrieren. Nach ein paar Wochen verliert man an einer kohlenhydratarmen Diät das Interesse, da man ständig Hunger hat und mit den erlaubten Lebensmitteln unzufrieden ist.

5. Ihre Gesundheit

Bei einigen kohlenhydratarmen Diäten essen Sie eine große Menge an Nahrungsmitteln, die reich an gesättigten Fetten sind. Aus diesem Grund warnt die American Heart Association, dass kohlenhydratarme Diäten das Risiko steigern, an Herzleiden, einem Schlaganfall und Diabetes zu erkranken. Neusten Erkenntnissen zufolge liegt die Vermutung nahe, dass kohlenhydratarme Diäten auch bestimmte Krebsarten begünstigen können.

Eine kohlenhydratarme Diät kann darüber hinaus eine enorme Beanspruchung für Ihre Nieren darstellen. Ohne Kohlenhydrate als Energiequelle wechselt Ihr Metabolismus in einen als Ketose bezeichneten Zustand. In dieser Situation bezieht Ihr Körper seine Energie aus Ketonen – einer Art Kohlenstoff, der durch die Aufspaltung von Fett gewonnen wird. Das klingt so, als wäre es absolut wünschenswert, nicht wahr? Falsch! Es gefährdet Ihre Gesundheit. Je mehr Ketone Sie in Ihrem System haben, desto intensiver müssen Ihre Nieren arbeiten, um diese zu filtern, und das kann zu einem Nierenversagen führen. Wenn Sie bereits Probleme mit den Nieren haben, kann es noch schlimmer kommen: Eine in den Annals of Internal Medicine veröffentlichte Harvard-Studie belegt, dass kohlenhydratarme Diäten bei Menschen mit einer eingeschränkten Nierenfunktion zu einem dauerhaften Ausfall der Nieren führen können.

Warum kohlenhydratarme Diäten keine langfristige Wirkung haben

Die meisten Menschen erleben die negativen Langzeitwirkungen kohlenhydratarmer Diäten nicht, da sie ihre Diät bereits nach wenigen Wochen beenden. Ich möchte auf keinen Fall, dass Sie Ihre Zeit verschwenden; werfen Sie deshalb einen Blick auf die fünf wichtigsten Gründe, warum Menschen kohlenhydratarme Diäten abbrechen.

1. Sie sind deutlich zu komplex

Wie gut waren Sie im Gymnasium in Algebra? Wenn Sie eine kohlenhydratarme Diät durchführen möchten, müssen Sie Ihren Stoffwechsel kennen und über den Abbau von Kalorien Bescheid wissen, die richtigen Portionsgrößen wählen und die Menge an Proteinen, Kohlenhydraten und Fetten in jeder einzelnen Mahlzeit berechnen. Manche der Rezepte in diesen Diätbüchern sind so anspruchsvoll, dass sie fortgeschrittene Kochkünste und mehr Zeit erfordern, als der durchschnittliche Mensch hat.

Die 5-Faktor-Diät ist anders: Bei der 5-Faktor-Diät sind die Rezepte ebenso lecker wie in den angesagtesten Restaurants Hollywoods, aber so zusammengestellt, dass jeder auch mit den geringsten Kochfähigkeiten nahrhafte Mahlzeiten und Snacks mit wenig Aufwand zubereiten kann. Und was die Mathematik angeht: Bis 5 zu zählen, sollte ja kein Problem sein. Und mehr werde ich nie von Ihnen verlangen.

2. Sie sind zu zeitaufwändig

Aufgrund ihres hohen Anspruchs erfordern kohlenhydratarme Diäten einfach zu viel Zeit zum Nachdenken, Organisieren und Vorbereiten. Deshalb geben viele Menschen sie frühzeitig wieder auf.

Die 5-Faktor-Diät ist anders: Die Zeit meiner Kunden ist äußerst begrenzt und unglaublich wertvoll. Das gilt auch für Sie. Ich denke, die einzige Möglichkeit, Sie zum richtigen Essen zu bewegen, liegt darin, es leichter zu machen, richtig zu essen. Aus diesem Grund brauchen Sie für alle Rezepte der 5-Faktor-Diät maximal 5 Minuten Vorbereitungszeit vor dem eigentlichen Kochen.

3. Sie sind nicht sehr gesellig

Eine Mahlzeit einzunehmen, sollte ein soziales Ereignis sein, doch bei kohlenhydratarmen Diäten fühlen sich viele Menschen ausgeschlossen. Sie können ein Essen mit Ihren Freunden im Restaurant nicht genießen, wenn Sie zu sehr damit beschäftigt sind, ein kohlenhydratarmes Gericht auf der Speisekarte zu finden und die Proteinmenge zu berechnen. Deshalb weichen die meisten Menschen von ihrem Diätplan ab, wenn sie auswärts essen.

Die 5-Faktor-Diät ist anders: Die meisten meiner berühmten Kunden arbeiten in einem Bereich, in dem sie quasi dazu gezwungen sind, gesellig zu sein. Gleichzeitig ist ihnen jedoch ihre Privatsphäre sehr wichtig. Wie diese brauchen Sie ein Diätkonzept, das Sie überall anwenden können, ohne dass sofort auffällt, dass Sie eine Diät machen. Die 5-Faktor-Diät eignet sich ebenso für zu Hause wie für unterwegs und für Mahlzeiten im Restaurant. Folglich müssen Sie sich nie wieder zwischen Ihrem Essen und Ihren Freunden entscheiden.

4. Sie schließen keinen Bewegungsplan mit ein

Bei kohlenhydratarmen Diäten wird unter Umständen erwähnt, wie wichtig körperliche Betätigung für das Abnehmen ist, doch es wird nie ins Detail gegangen. Das ist, als erzähle man jemandem, eine Autofahrt sei mit einem stärkeren Motor deutlich schneller und angenehmer zu bewerkstelligen, ohne ihm zu erklären, wo er ihn bekommen kann!

Die 5-Faktor-Diät ist anders: Sie ist eines der wenigen Ernährungsprogramme, das Ihnen die richtige Ernährungsweise und die richtige Bewegung erläutert.

5. Sie bremsen Sie in jedem Bereich

Ihr Gehirn braucht für seine Funktionen Kohlenhydrate. Doch kohlenhydratarme Diäten reduzieren die Menge an Kohlenhydraten auf ein Minimum dessen, was Ihr Gehirn so dringend benötigt. Da wundert es nicht, dass Personen, die eine kohlenhydratarme Diät halten, sich nur schwer konzentrieren können. Außerdem leiden sie unter Müdigkeit, sodass sie nur wenig Energie zur Bewegung haben.

Die 5-Faktor-Diät ist anders: Im Rahmen der 5-Faktor-Diät dürfen Sie nicht nur Kohlenhydrate zu sich nehmen, sondern werden auch lernen, welche für Ihren Körper am besten sind. Und während Sie bei anderen Diäten schockiert feststellen, was Sie alles nicht essen dürfen, werden Sie staunen, welche Lebensmittel bei meiner 5-Faktor-Diät alle erlaubt sind.

Vorsicht vor den beliebten kohlenhydratarmen Diäten

Sie haben soeben erfahren, welche Nachteile all diese kohlenhydratarmen Diäten haben. Doch jede einzelne ist darüber hinaus aus verschiedenen anderen Gründen umstritten. Die folgenden Tatsachen sollten Sie kennen:

Atkins-Diät

Bei dieser beliebten kohlenhydratarmen Diät wird behauptet, dass ein Übermaß an Kohlenhydraten der Hauptgrund für Fettleibigkeit ist. Brot, Nudeln und Kartoffeln sollen deshalb vermieden werden. So legt die Atkins-Diät streng fest, wie viele Kohlenhydrate Sie täglich zu sich nehmen dürfen, und beschränkt Ihre tägliche Kalorienzufuhr auf 1.200 bis 1.800. Diese Diät ist für viele Menschen attraktiv, da man eine gewisse Menge an Gewicht verliert, aber trotzdem fettes Fleisch, bestimmte gebratene Lebensmittel, Milchprodukte mit einem hohen Fettgehalt, Käse, Eier und sogar Butter essen darf.

Doch all die Freiheiten der Atkins-Diät haben ihren Preis. Da sie Kohlenhydrate so stark einschränkt, fehlen Obst, Vollkornprodukte und Ballaststoffe. Ihrem Körper werden viele wichtige Nährstoffe vorenthalten, wie Vitamin B, Vitamin C und andere pflanzliche Aktivstoffe, die Ihr Immunsystem stärken. Sie verlieren schnell ein paar Pfunde, indem Sie die meisten Kohlenhydrate von Ihrem Speiseplan streichen – doch dabei handelt es sich größtenteils um Wasser und Muskelgewebe; außerdem riskieren Sie eine Reihe von kurz- und langfristigen Gesundheitsproblemen.

Möglicherweise steigt auch die Gefahr, an Osteoporose zu erkranken, da die Diät die Calciumzufuhr beschränkt. Studien, die im American Journal of Kidney Disease veröffentlicht wurden, belegen, dass es bei gesunden Menschen, welche die Atkins-Diät ausprobiert haben, zu einem 65 % höheren Calciumverlust kam als normal.

Das Risiko, an einem Herzleiden zu erkranken, kann steigen, da die Diät dazu verführt, fettreiches Fleisch und bestimmte Käsesorten zu essen, die viele gesättigte Fette enthalten und deshalb zu Arterienverstopfung führen können.

Das nationale Gewichtskontrollregister der USA (National Weight Control Registry) dokumentiert die Diäten von mehr als 2.500 Menschen, die mindestens ein Jahr lang eine Gewichtsabnahme von 14 Kilogramm gehalten haben. Dieser Institution zufolge haben weniger als ein Prozent dieser erfolgreichen Diäthalter ein kohlenhydratarmes, eiweißreiches Konzept wie die Atkins-Diät befolgt.

Zone-Diät

Die Zone-Diät ist ein strenges Konzept, das auf einer hohen Eiweißzufuhr und wenigen Kohlenhydraten beruht. Jede einzelne Mahlzeit, die Sie zu sich nehmen, muss ein Verhältnis von 40/30/30 aufweisen: 40 Prozent Kohlenhydrate, 30 Prozent Proteine und 30 Prozent Fett.

Dem Erfinder der Zone-Diät zufolge leiden die meisten Menschen unter einem gestörten Insulinhaushalt, der zu einer Gewichtszunahme führt. Indem sie im richtigen Mengenverhältnis Proteine, Kohlenhydrate und Fette zu sich nehmen, können sie diese Störung korrigieren, abnehmen und zugleich das Risiko von Herzkrankheiten, Diabetes, Depressionen, Krebs und sogar Menstruationsbeschwerden senken.

Wenn Sie von dieser Diät profitieren möchten, müssen Sie die Berechnungen streng einhalten. Die Bestandteile jeder Mahlzeit genau aufzuteilen, kann äußerst kompliziert sein und nimmt Ihnen den Spaß am Essen – es sei denn, Sie mögen die mit den Gerichten verbundenen Matheaufgaben. Dieses Konzept ist für jeden, der noch etwas anderes zu tun hat, einfach zu schwer einzuhalten, selbst für eine begrenzte Zeit.

Ich kann mir gut vorstellen, dass Sie Freunde haben, die auf die Zone-Diät schwören. Und ich gebe zu, dass ich Menschen kennen gelernt habe, die begeistert waren, weil sie zu Beginn einige Pfunde abnahmen. Doch für den Gewichtsverlust ist die Reduzierung der täglichen Kalorienzufuhr auf 1.000 bis 1.700 verantwortlich, nicht das 40/30/30-Verhältnis. Ein großer Teil der Gewichtsabnahme besteht aus Wasser und Muskelgewebe – zwei Dinge, die Ihr Körper besser nicht verlieren sollte.

Die Portionsgrößen der Kohlenhydrate, die Sie essen dürfen, sind so gering, dass Sie sie kaum wahrnehmen. Auch Ihr Körper wird sich nicht an die Kohlenhydrate erinnern, sodass Sie niemals eine Sättigung erreichen. Wenn Sie diese Diät beenden, sind Sie in Mathe besser, sollten aber nicht damit rechnen, einen schlankeren, gesünderen Körper zu haben.

South-Beach-Diät

Angeblich unterscheidet sich die South-Beach-Diät von der Atkins-Diät, da sie nicht völlig gegen Kohlenhydrate ist, sondern Sie ermuntert, die »richtigen« Kohlenhydrate zu essen.

In der ersten Phase dieser aus drei Phasen bestehenden Diät wird von Ihnen verlangt, auf Kartoffeln, Nudeln, Brot, Süßwaren, Kekse, Alkohol, Eis, Backwaren und Zucker zu verzichten. Doch es ist fast unmöglich, alle diese Lebensmittel auf einmal vom Speiseplan zu streichen. Ironischerweise wird in der Einleitung der South-Beach-Diät dargelegt, dass die Zone-Diät keine sinnvolle Lösung und die Atkins-Diät zu streng ist. Doch wenn man die Konzepte genauer betrachtet, wird deutlich, dass die South-Beach-Diät eine Mischung der Atkins- und Zone-Methoden ist; und in der letzten Phase werden einfach die Empfehlungen der American Dietetic Association wiedergegeben.

Die South-Beach-Diät verspricht eine Gewichtsabnahme von 3,5 bis 6 Kilo in der ersten zweiwöchigen Phase. Doch wie bei der Atkins-Diät verlieren Sie auch hier in erster Linie Wasser, nicht Fett.

DIE 5-FAKTOR-DIÄT FUNKTIONIERT

Atmen Sie tief durch und entspannen Sie sich: Im Gegensatz zu den Modediäten – die auf lange Sicht nicht erfolgversprechend sind, wie ich Ihnen gezeigt habe – beginnen Sie nun mit einem Diätkonzept, das Sie für den Rest Ihres Lebens nutzen können. Die einzige Nebenwirkung der 5-Faktor-Diät ist ein gesünderer, fitterer Körper. Und die einzige Gefahr besteht darin, dass Sie alle Blicke auf sich ziehen könnten, wenn Sie zu Fuß in der Stadt unterwegs sind. Wenn Sie für diese Art von Konsequenzen bereit sind, können Sie nun loslegen.

Viele Trainer von Prominenten beschäftigen sich ausschließlich mit dem Bereich der sportlichen Übungen im Fitnessprogramm ihrer Kunden. Ich kümmere mich sowohl um die Bewegung als auch um die Ernährungsinformationen. Tatsächlich ist dies der wichtigste Punkt meiner Arbeit. Ich arbeite weltweit mit Tausenden von Menschen zusammen – im persönlichen Kontakt, am Telefon und per Internet; Personen aus Europa und Südamerika zählen ebenso zu meinen Kunden wie Einwohner Nordamerikas, Asiens und Australiens. Diese globale Perspektive hat mir gezeigt, dass Menschen sich überall auf der Welt schlecht ernähren. So musste ich einen Diätplan entwerfen, der die Fitness und Ernährungsbedürfnisse jedes Einzelnen berücksichtigt – unabhängig von Ursprungsland, Essgewohnheiten und Kultur.

Die 5-Faktor-Diät basiert auf fundierter Wissenschaft

Die Ernährungspläne der meisten kurzlebigen Diättrends bauen auf einer einzigen Studie auf. Andere Diäten basieren auf einer besonderen, wissenschaftlichen Erkenntnis und entwickeln daraus ein ganzes Ernährungskonzept. Beides ist nicht wirklich ausgewogen. Solche Pläne sind keinesfalls geeignet, Ihnen eine realistische, gesunde Diät zu bieten.

Die 5-Faktor-Diät ist anders. Ihre Komponenten gründen sich auf fundierte Wissenschaft und zahlreiche aussagekräftige, etablierte Studien, die nicht sechs Monate nach Veröffentlichung dieses Buches widerrufen werden. Die 5-Faktor-Diät und die 5-Faktor-Rezepte werden von unstrittigen und äußerst soliden Recherchen untermauert, die schon seit Jahren Gültigkeit haben; einige Studien wurden bereits durchgeführt lange bevor ich mit meinem ersten Kunden arbeitete. (Siehe »Die goldenenRegeln der 5-Faktor-Diät« auf Seite 60 für weitere Informationen über die Wissenschaft hinter dieser Diät.) Außerdem ist die 5-Faktor-Diät leicht durchzuführen: Jeder kann sie nutzen und die Ergebnisse sehen – unabhängig von Person und Fitness.

Sie werden die Zahl 5 lieben

Das wichtigste Element der 5-Faktor-Diät ist die Zahl 5. In der Tat dreht sich in der 5-Faktor-Diät alles um diese Zahl. Lesen Sie im Folgenden die 5 Grundprinzipien meines Speiseplans, damit Sie den Überblick behalten.

5 Mahlzeiten am Tag

Bei der 5-Faktor-Diät werden keine Mahlzeiten ausgelassen. Und bei den leckeren Rezepten wie jenen, die ich für Sie entwickelt habe, werden Sie nicht auf einen einzigen Bissen verzichten wollen. Jeden Tag nehmen Sie die drei Hauptmahlzeiten zu sich (Frühstück, Mittagessen und Abendessen) sowie zwei gesunde Snacks – einen am späten Vormittag und einen am Nachmittag.

Um herauszufinden, wann Sie etwas essen sollten, rechnen Sie zunächst aus, wie viele Stunden am Tag Sie wach sind – vom Aufstehen bis Sie nachts das Licht ausmachen –, und teilen das Ergebnis durch 5. Das Resultat entspricht in etwa der Anzahl an Stunden, die zwischen den einzelnen Mahlzeiten liegen sollte. Wenn Sie beispielsweise um 7 Uhr morgens aufstehen und um 23 Uhr ins Bett gehen, sind Sie 16 Stunden wach. Wird die 16 durch 5 geteilt, ergeben sich etwas mehr als drei Stunden. Sie sollten also um 8 Uhr, um 11 Uhr, um 14 Uhr, um 17 Uhr und um 20 Uhr essen.

Wie Sie sich vorstellen können, werden Sie sich niemals hungrig oder schwach fühlen, wenn Sie pro Tag 5 Mahlzeiten zu sich nehmen. (In dem Kapitel »5 Mahlzeiten am Tag sind entscheidend« auf Seite 52 werde ich die wissenschaftlichen Grundlagen erläutern, damit Sie verstehen, warum Sie mit 5 Mahlzeiten die besten Ergebnisse erzielen werden.)

5 Zutaten sollte jede Mahlzeit haben

Das mag abschreckend klingen, doch es ist einfacher, als es den Anschein hat. Es gibt keine bestimmten Lebensmittel, die Sie essen sollen. Stattdessen möchte ich, dass Sie darauf achten, jede Mahlzeit und jeden Imbiss als Mischung aus 5 Elementen zusammenzustellen: Eiweiß, Kohlenhydrate mit einem niedrigen oder mittleren glykämischen Wert, gesunde Fette und Ballaststoffe sowie ein zuckerfreies Getränk zum Hinunterspülen. Das ist der wichtigste Punkt der 5-Faktor-Diät.

Ich werde dieses Konzept später genauer erläutern, doch im Augenblick reicht es zu wissen, dass Sie aus diesen 5 Kategorien Ihre Lebensmittel aussuchen dürfen. Ich fordere lediglich, dass Sie bei jeder Mahlzeit alle 5 Bereiche auf Ihrem Teller berücksichtigen. Damit dies ohne Probleme gelingt, entsprechen sämtliche Rezepte in diesem Buch (siehe »5-Faktor-Rezepte« ab Seite 144) diesem Kriterium. Wenn Sie meinem Speiseplan folgen, ist die 5-Faktor-Diät leicht einzuhalten.

5 ist das Maximum an Arbeitsschritten, Minuten und Hauptzutaten bei jedem Rezept

Eine der größten Schwierigkeiten bei Diäten besteht darin zu lernen, gesunde Mahlzeiten zuzubereiten. Mit meiner 5-Faktor-Diät habe ich dieses Problem gelöst. Jedes meiner Rezepte erfordert 5 oder weniger Hauptzutaten, 5 oder weniger Arbeitsschritte und 5 oder weniger Minuten (ohne die Kochzeit mitzurechnen). So haben Sie immer genügend Zeit, darauf zu achten, was Sie essen.

5-mal pro Woche sollten Sie trainieren

Bewegung ist ein wichtiger Faktor, den die meisten Diäten unter den Teppich kehren. Er ist jedoch entscheidend im Kampf gegen die Pfunde und für einen gesunden, kräftigen und weniger verletzungsanfälligen Körper. In meinem Buch »5-Faktor-Fitness« habe ich bereits betont: Bei den Bemühungen um mehr Fitness macht die Ernährung 50 Prozent aus, Bewegung die restlichen 50 Prozent.

Damit die 5-Faktor-Diät richtig wirken kann, müssen Sie sich bewegen. Aus diesem Grund habe ich »Das neue 5-Faktor-Hollywood-Training« (siehe Seite 114) mit der 5-Faktor-Diät kombiniert. Mit dessen Hilfe ist es leicht, sich an 5 Tagen der Woche sportlich zu betätigen. So werden Sie sich fantastisch fühlen und Ihre Fortschritte beschleunigen.

»Harley Pasternak hat ein außergewöhnliches Programm für Gesundheit und Fitness entwickelt. Keine Modeerscheinung, kein Schnickschnack. Nur seriöse Ergebnisse. Es ist anwenderfreundlich und die effektivste Möglichkeit, langfristige Gesundheit zu garantieren.«
Ben Foster, Schauspieler und Star des Films »X-Men: Der letzte Widerstand«

5 Nahrungsmittelkategorien vorrätig haben

Als Teil der 5-Faktor-Diät habe ich 5 Lebensmittelarten festgelegt, die man immer zur Verfügung haben sollte: Proteine, Kohlenhydrate, Gewürze, Snacks und Getränke. Darüber hinaus nenne ich die wichtigsten 5-Faktor-Nahrungsmittel und aus ernährungswissenschaftlicher Sicht jeweils die 5 besten Optionen aus jeder Kategorie – 25 essentielle Lebensmittel, die Sie immer parat haben sollten. (Weitere Informationen finden sich im Kapitel »Die wichtigsten 5-Faktor-Lebensmittel, Seite 72.) Mein Speiseplan ist eindeutig und klar.

Warum die 5-Faktor-Diät bei Ihnen wirken wird

Ich nenne mein Konzept »5-Faktor-Diät«, aber um ehrlich zu sein, handelt es sich dabei weniger um eine Diät als um einen Lebensstil. Es funktioniert aus zahlreichen Gründen, die alle überzeugend sind – vor allem, wenn Sie in der Vergangenheit bereits mit Diäten Misserfolge erlebt haben. Die 5-Faktor-Diät wirkt, da ich Ihnen die folgenden 5 wichtigen Versprechungen machen kann.

1. Sie werden nie Hunger haben oder sich matt fühlen

Haben Sie jemals eine Diät gemacht, bei der Sie ein Gefühl von Leere im Magen spürten, als hätten Sie wochenlang nichts gegessen? So etwas gibt es bei der 5-Faktor-Diät aus verschiedenen Gründen nicht. 5 Mahlzeiten am Tag sind eines der Grundprinzipien, auf denen die 5-Faktor-Diät beruht. Bei 5 Mahlzeiten täglich kann einfach kein Hungergefühl aufkommen!

Wenn Sie am Tag 5-mal essen, bleibt außerdem Ihr Blutzuckerspiegel konstant, der auf natürliche Weise Ihren Appetit reguliert. Ich habe herausgefunden, dass häufige Mahlzeiten eine wichtige Auswirkung auf die Essgewohnheiten haben. Meine Kunden berichten, dass sie das Gefühl haben, als seien sie immer bei der Vorbereitung des Essens, äßen oder hätten gerade eine Mahlzeit beendet. Das ist gut, denn es bedeutet, dass sie nie Heißhunger verspüren.

Ein weiterer Grund dafür, dass Sie keinen Hunger haben werden: Sie kombinieren bei jeder Mahlzeit 5 sehr wichtige Dinge: Eiweiß, Kohlenhydrate mit einem niedrigen oder mittleren glykämischen Wert, Ballaststoffe, gesunde Fette sowie ein zuckerfreies Getränk. (Siehe »Die ideale 5-Faktor-Mahlzeit«, Seite 61, für weitere Informationen.) Diese fünf Elemente wirken zusammen, sodass sich Ihr Gesundheitszustand verbessert und Sie abnehmen; darüber hinaus sorgen sie dafür, dass Sie keinen Hunger verspüren.

Dass Sie sich nie hungrig oder matt fühlen, ist genau der erstrebenswerte Zustand – denn dann essen Sie nicht mehr, als Sie sollten. In Studien stellte sich heraus, dass schwerkranke Patienten, die ihre Morphiumdosis gegen die Schmerzen selbst festlegen durften, sich tatsächlich für eine niedrigere Dosierung entschieden, als die Ärzte ihnen verabreicht hätten. So werden Sie vielleicht die Erfahrung machen, dass Sie bei der 5-Faktor-Diät weniger essen, weil Sie es selbst in der Hand haben – niemand schreibt Ihnen genau vor, was Sie zu sich nehmen dürfen und was nicht.

Die 5-Faktor-Diät basiert nicht auf Einschränkungen. Sie werden nicht weniger Kohlenhydrate essen, den Zucker reduzieren oder sich eine ganze Nahrungsmittelgruppe versagen. Die Hälfte dieses Buches besteht aus Rezepten für köstliche Pizza, Spaghetti, Pfannkuchen, Burritos und viele andere beliebte Gerichte. Und es ist problemlos möglich, Ihre Lieblingsspeisen in die 5-Faktor-Diät zu integrieren, selbst wenn Sie meine Rezepte nicht immer genau befolgen.

2. Sie genießen jede Woche einen »Mogeltag«

Im Rahmen der 5-Faktor-Diät haben Sie jede Woche einmal die Chance, zu essen, was Sie möchten, ohne sich schuldig fühlen zu müssen. Wie ist das möglich?

Denken Sie daran: Ein gesundes Leben sollte nicht auf Kosten eines zufriedenen Lebens gehen. Ich finde es sehr traurig, wenn jemand seine eigene Geburtstagstorte nicht essen darf oder im exquisitesten französischen Restaurant in ganz New York lediglich einen grünen Salat bestellt, weil er eine Diät macht. Solche Menschen würde ich fragen: »Warum lebst du? Was nützt dir deine Gesundheit, wenn du das Leben nicht genießt?« Das 5-Faktor-Programm lässt diesen Aspekt niemals außer Acht.

Jeder braucht mal eine kleine Diätunterbrechung. Pro Woche ein Tag ohne Diät ist eine wahre Erholung und mentale Entlastung. Es verleiht neue Kraft, so dass man sich nie wie in einem Diät-Gefängnis fühlt. Tatsächlich ist vielleicht gelegentlich ein Tag mit hoher Kalorienzufuhr genau das, was Ihr Körper braucht, um Gewicht zu verlieren. Forscher der National Institutes of Health haben herausgefunden, dass bei Menschen, die einmal doppelt so viele Kalorien zu sich nahmen wie normal, in den folgenden 24 Stunden die Stoffwechselaktivität um 9 Prozent höher lag. Ein Mogeltag kann also dabei helfen, mehr Kalorien zu verbrennen – sofern Sie am nächsten Tag zum Diätplan zurückkehren.

Fürchten Sie, ein solcher Tag könnte dazu führen, dass Sie auch am folgenden Tag nicht diszipliniert sind? Machen Sie sich keine Sorgen: Der Mogeltag ist wichtig, damit Sie merken, wie gut die 5-Faktor-Diät funktioniert.

Das ist, als würden Sie Ihr Auto mit Superbenzin betanken. Sie merken gar nicht, wie gut Ihr Auto damit fährt, bis Sie eines Tages etwas sparen wollen und stattdessen ein paar Liter Normalbenzin nehmen. Plötzlich beginnt Ihr Auto zu stottern, und der Motor scheint nicht ein-

---

Die Versprechen meiner 5-Faktor-Diät

1. Sie werden nie Hunger haben oder sich matt fühlen.

2. Sie genießen jede Woche einen »Mogeltag«.

3. Sie benötigen keine Nahrungsergänzungsmittel.

4. Sie verbringen keine Stunden in der Küche.

5. Sie können die 5-Faktor-Diät überall machen.

wandfrei zu reagieren. Bei Ihnen wäre es vergleichbar, wenn Sie beschließen, die erstklassigen 5-Faktor-Rezepte durch minderwertige Nahrung zu ersetzen.

Das ist einer der Vorteile eines Mogeltags. Ich möchte, dass Sie das tun, damit Sie merken, wie träge Sie sich fühlen, wenn Sie in alte Gewohnheiten zurückfallen. Garantiert werden Sie sich nach ein paar Mogeltagen fragen: »War es das wirklich wert?« Vielleicht sehnen Sie sich die ganze Woche über nach einer Pizza, und wenn Sie sie dann essen, werden Sie feststellen, dass der Hauptgrund für diesen Heißhunger die Tatsache war, dass Sie die Pizza nicht haben durften. Nach einem Mogeltag fühle ich mich mental und körperlich anders und werde daran erinnert, wie viel gesünder mein Körper ist, wenn ich die 5-Faktor-Diät befolge.

Sie können zum Schlemmen jeden beliebigen Wochentag wählen, doch ich schlage vor, es immer am selben Tag zu tun, so dass Sie sich darauf freuen können. Wenn Sie wissen, dass ein Tag in der Woche aus Ernährungssicht eine besondere Herausforderung werden wird – zum Beispiel, weil Sie zu einer Party oder einem Arbeitsessen eingeladen sind –, können Sie natürlich auch diesen Tag zu Ihrem Mogeltag machen.

Ich persönlich schlemme gerne am Sonntag, denn diesen Tag verbringe ich häufig in Gesellschaft und bin deshalb öfters von verführerischen Speisen umgeben, die ich den Rest der Woche gewissenhaft vermeide. Außerdem stellt der Sonntag für mich das offizielle Ende der Woche dar. Viele meiner Kunden, die Sonntag zu ihrem Mogeltag machen, haben das Gefühl, sich diesen durch das Einhalten der Diät die Woche über verdient zu haben.

3. Sie benötigen keine Nahrungsergänzungsmittel

Ich finde es merkwürdig, dass so viele Menschen Unmengen an Geld für geschmacklose Pillen und Pulver ausgeben, um ihre Diät mit Nährstoffen anzureichern – obwohl sie diese einfach mit ihrer Nahrung aufnehmen könnten, wenn sie die richtige Kombination von Lebensmitteln äßen. Damit würden Sie dann auch satt werden, und es wäre allemal besser als die nährstoffarme Kost, die zu Mangelerscheinungen führt.

Als ich dieses Buch schrieb, schlug ich das Wort »Ergänzung« im Wörterbuch nach. Es handelt sich dabei um »etwas, das hinzugefügt wird, um einen Mangel auszugleichen«. Wenn Sie gemäß der 5-Faktor-Diät die richtigen Lebensmittel essen, müssen Sie sich keine Sorgen über etwaige Mangelerscheinungen machen und keinen Cent für Ergänzungsmittel ausgeben. Die 5-Faktor-Diät basiert auf dem natürlichen Nährwert richtiger Lebensmittel. Sie ist so zusammengestellt, dass Sie die perfekte Menge an Makro- und Mikronährstoffen bekommen, die Ihr Körper braucht – und die Sie möglicherweise bei anderen Diäten nicht zu sich nehmen. (Falls Sie eine Allergie haben oder aus religiösen Gründen bestimmte Nahrungsmittel nicht essen können – wie zum Beispiel Eier, Milch oder Meeresfrüchte –, bietet Ihnen die 5-Faktor-Diät zahlreiche andere Möglichkeiten, die ebenso nährstoffreich sind. Auf diese Weise können Sie die Diät an Ihre Bedürfnisse anpassen, ohne Mangelerscheinungen zu bekommen.)

Darf man Multivitamin-Präparate einnehmen, während man die 5-Faktor-Diät macht? Natürlich. Ich möchte Sie sogar ermuntern, Vitamine einzunehmen – jedoch nicht weil die 5-Faktor-Diät zu einem Mangel führen könnte. Bestimmte Nahrungsmittel (insbesondere Obst, Gemüse und Fleisch) können je nach Zubereitungsart oder Erntezeitpunkt einen Teil ihrer Vitamine und Mineralstoffe verlieren. Ein Multivitamin-Präparat dient

»Durch Harleys Training habe ich festgestellt, dass körperliche Fitness Teil der Verbindung zwischen Körper, Geist und Seele ist. Seine Erfahrung und Energie in Bezug auf Training und Gesundheit waren ein Segen für die Verbesserung meines Lebens.«
Common, mit einem Grammy ausgezeichneter Musiker und Schauspieler

als Rückversicherung für Ihren Körper für den Fall, dass einige Lebensmittel einen niedrigeren Gehalt an Makro- und Mikronährstoffen haben sollten.

Für die meisten Menschen reicht ein normales Multivitamin-Präparat aus der Drogerie oder Apotheke. Frauen nach den Wechseljahren und Männer sollten allerdings ein Mittel nehmen, das kein Eisen enthält.

Es gibt einige Nahrungsergänzungsmittel, die aufgrund ihrer Zweckdienlichkeit das Leben leichter machen. Wenn Sie beispielsweise keine andere Eiweißquelle für Ihr Gericht finden, können Sie Proteinpulver oder eiweißreiche Nahrungsersatzdrinks (RTD – Ready to Drink, Fertiggetränke) verwenden. Solche Fertiggetränke stehen sogar auf meiner Liste im Kapitel »Die wichtigsten 5-Faktor-Lebensmittel« (Seite 72).

4. Sie verbringen keine Stunden in der Küche

Wer hat die Zeit, einen Auflauf zuzubereiten? Ich nicht, meine Kunden nicht, und Sie sicherlich auch nicht. Ob Sie ein Unternehmen führen oder einen Haushalt – die Zeit ist bei allen knapp. Zeitmangel ist ein Hauptgrund dafür, dass viele Menschen beginnen, sich schlecht zu ernähren. Häufig scheint es viel leichter und schneller, bei einem Schnellimbiss vorbeizufahren oder ein Fertiggericht zu kaufen, als selbst ein gesundes Essen zu kochen.

Es ist ein Märchen, dass gesundes Kochen viel Zeit in Anspruch nimmt. Um es zu widerle-

»Ich spiele bei den Los Angeles Dodgers Baseball, und das 5-Faktor-Programm hat mein Leben verändert. Vor dem Frühjahrstraining habe ich 18 Kilo abgenommen. Der Fitnesslevel, den ich erreicht habe, trug dazu bei, dass ich die beste Saison meiner Karriere hatte. Das 5-Faktor-Konzept ist während und außerhalb der Saison zu meinem persönlichen Trainingsprogramm geworden. Danke, Harley!«
Casey Hoorelbeke, bisheriger Gewichtsverlust: 18 Kilo

gen, habe ich alle 5-Faktor-Rezepte in diesem Buch so konzipiert, dass sie in maximal 5 Minuten vorbereitet werden können. Wie das möglich ist? Jedes Rezept besteht aus höchstens 5 Hauptzutaten und ist nach 5 oder weniger Arbeitsschritten fertig. Bei der 5-Faktor-Diät müssen Sie nicht mehr auf die Uhr schauen und können sich stattdessen ganz Ihrer schlanker werdenden Taille widmen.

Selbst wenn Sie beschließen, zusätzlich zu meinen Rezepten Ihre eigenen leckeren Kreationen zu schaffen, werden Sie feststellen, wie leicht sich die von mir vorgeschlagenen Lebensmittel zubereiten lassen. Und da Sie bei der 5-Faktor-Diät keine Kalorien zählen oder Portionsgrößen abwiegen müssen, verschwenden Sie keine Zeit und machen sich keine Sorgen, sondern können Ihr Essen einfach genießen.

5. Sie können die 5-Faktor-Diät überall machen

Einige meiner Kunden sind Musiker, und wenn sie auf Tournee sind, kann es vorkommen, dass sie jede Nacht in einer anderen Stadt verbringen. Deshalb musste ich einen Ernährungsplan aufstellen, den sie unabhängig von dem Ort, an dem sie sich gerade befanden, einhalten konnten. Möglicherweise ist das sogar der größte Vorteil, den die 5-Faktor-Diät jedem bietet, der abnehmen möchte: Sie macht es einem leicht, die gesunden Gewohnheiten auch außerhalb der eigenen vier Wände überall beizubehalten.

Im Rahmen der 5-Faktor-Diät ist es nicht erforderlich, bestimmte Lebensmittel oder Portionsgrößen zu essen. Sie müssen keine seltsamen Nahrungsergänzungen bestellen, keine Veranstaltungen besuchen, keine besonderen Fertiggerichte im Kühlschrank horten. Wenn Sie den Plan einhalten möchten, müssen Sie lediglich am Tag 5 Mahlzeiten essen, die jeweils aus Eiweiß, Kohlenhydraten mit einem niedrigen oder mittleren glykämischen Wert, gesunden Fetten, Ballaststoffen sowie einem zuckerfreien Getränk bestehen.

Und da es so wenige Regeln gibt, ist es leicht, die 5-Faktor-Diät überall einzuhalten. Wenn Sie die 5-Faktor-Diät machen, können Sie nach Jamaika reisen und dort pikantes Hähnchen vom Grill mit Reis und Erbsen essen. Oder in Spanien in Reis und Meeresfrüchten schwelgen. Sie können die 5-Faktor-Diät als Ihren persönlichen Reisepartner überallhin mitnehmen – und rund um die Welt abnehmen!

5 MAHLZEITEN AM TAG SIND ENTSCHEIDEND

Die Forschung hat gezeigt, dass 5 Mahlzeiten am Tag statt der traditionellen drei (oder zwei, bei jenen, die unklugerweise das Frühstück auslassen) optimal sind zur Erhaltung eines gesunden und stabilen Insulinwerts.

Als ich vor Jahren die Universität in Toronto besuchte, zählten unter anderem Dr. David Jenkins und Dr. Thomas M. S. Wolever zu meinen Lehrern. Diese Namen sagen Ihnen vielleicht nichts – und wenn doch, bin ich stolz auf Sie –, aber ich kannte sie. Jenkins und Wolever waren zwei der weltweit führenden aktiven Forscher im Bereich des glykämischen Index. Tatsächlich waren sie es, die den glykämischen Index schufen – ein System, das auf einer Skala von 0 bis 100 die Blutzucker-steigernde Wirkung von Kohlenhydraten angibt. Auch sie empfehlen, über den Tag verteilt kleinere Portionen zu essen: »grasen«, statt sich den Bauch vollzuschlagen. Einige Jahre, nachdem diese Studie veröffentlicht wurde, fühlte ich mich geehrt, bei den beiden studiert zu haben. Sie hatten einen großen Einfluss auf mich, sowohl persönlich als auch beruflich. Diese beiden sind der Grund dafür, dass Sie nun dieses Buch in den Händen halten.

Warum es mit 5 Mahlzeiten am Tag klappt

Es begann an dem Tag, an dem ich beschloss, die Theorien meiner

Professoren auf die Probe zu stellen. Zuerst versuchte ich, sechs Mahlzeiten am Tag zu essen; da ich gewohnt war, nur Frühstück, Mittag- und Abendessen zu mir zu nehmen, hatte ich jedoch bald den Eindruck, das sei nicht wirklich natürlich. Wenn ich versuchte, mir sechs Mahlzeiten hineinzustopfen, fühlte ich mich unwohl. Mit 5 Mahlzeiten funktioniert es deutlich besser, und sie sind leichter einzuhalten. Ich hatte regelmäßig Frühstück, Mittag- und Abendessen sowie zwei Snacks zwischendurch. Sobald ich mich an die 5 Essenstermine hielt, fühlte und sah ich die Resultate. Nun begann ich, nach Möglichkeiten zu suchen, meine 5 Mahlzeiten noch effektiver zu gestalten, um Fett zu verbrennen, Muskeln aufzubauen und meine Gesamtgesundheit zu verbessern. Das Ergebnis ist die 5-Faktor-Diät.

Indem Sie 5-mal am Tag essen, ändern Sie Ihre Ernährungsgewohnheiten und die Gründe, weshalb Sie essen. Wenn Sie nach einem Zeitplan essen, statt zu warten, bis Sie Hunger bekommen und essen müssen, ergreifen Sie die Initiative, anstatt zu reagieren. Sie behalten die Kontrolle darüber, was und wie viel Sie essen. Und dann fällt es Ihnen auch leicht zu überprüfen, wie Ihr Körper aussieht, sich fühlt und funktioniert.

Vorteile der 5-Faktor-Diät

Wenn Sie meine 5-Faktor-Diät mit 5 Mahlzeiten pro Tag einhalten, wird sich Ihr Körper in fünf wichtigen Punkten positiv verändern. Das schaffen die meisten anderen Diäten nicht.

»Ich wollte meinen Bauch loswerden, war aber völlig unmotiviert, mich körperlich anzustrengen, da die meisten Programme zu langwierig oder schwierig aussahen. Ich fand, dass die 5-Faktor-Diät gut strukturiert und äußerst einfach einzuhalten war. In nur acht Wochen habe ich fast 7 Kilo verloren und nicht wieder zugenommen!«

Yvon Brunet, Alter: 48,
bisheriger Gewichtsverlust: 7 Kilo

1. Der Blutzuckerspiegel sinkt

Wenn Sie täglich 5 Mahlzeiten und die richtige Kombination an Nahrungsmitteln zu sich nehmen, kann das Ihren Körper daran hindern, überschüssiges Insulin auszuschütten. Indem Sie 5 normal große Mahlzeiten statt zwei oder drei große haben, essen Sie normalerweise weniger auf einmal. Und wenn Sie kleinere Portionen zu sich nehmen, bedeutet das, dass Sie weniger Zucker aufnehmen. Infolgedessen wird eine kleinere Menge Insulin ausgeschüttet, und Sie lagern weniger Fett ein.

Den Insulinspiegel den ganzen Tag über niedrig zu halten, ist nicht nur zum Abnehmen entscheidend. Es ist auch wichtig, um die aus medizinischer Sicht gefährliche Hyperinsulinämie zu vermeiden, die auftritt, wenn Sie zu häufig zu viel Insulin im Blut haben. Dieser Zustand ist langfristig gesundheitsschädlich. Er beeinträchtigt Sie überdies täglich, indem er die Konzentrationsfähigkeit stört, die Gedächtnisleistung einschränkt, Kopfschmerzen und Schwindelgefühle auslöst. Wenn Sie sich an die von der 5-Faktor-Diät vorgesehenen 5 Mahlzeiten am Tag halten, wird diesen Problemen vorgebeugt. Alles, was Sie tun müssen, ist also essen, statt sich Sorgen zu machen.

2. Sie haben mehr Energie

Trotz all der anderen gesundheitlichen Vorteile, welche die 5-Faktor-Diät bietet, wollen Sie vermutlich in erster Linie Gewicht verlieren. Wenn Sie das Konzept befolgen, wird dies gewiss passieren. Doch der ganz große Vorteil, den die 5-Faktor-Diät gegenüber anderen Diätplänen bietet, ist die große Menge an Energie, die Sie haben werden. Bei 5 kleineren Mahlzeiten am Tag fließt ein konsequenter Kalorienstrom, so dass Sie sich tatkräftig und weniger träge fühlen. Eine geringere Anzahl an größeren Mahlzeiten hat genau den gegenteiligen Effekt – denken Sie nur an die Schlemmerei zu Weihnachten …

Die 5-Faktor-Diät verleiht Ihnen auch deshalb einen Energieschub, weil Sie bei allen 5 Mahlzeiten Proteine zu sich nehmen. Denn: Eine der wichtigsten Aminosäuren im Eiweiß ist das Tyrosin, das Ihre Wachsamkeit und Energie steigert, indem es im Gehirn den Dopamin- und Noradrenalinspiegel hebt. Wenn Sie täglich 5-mal statt zwei- oder dreimal Proteine essen, setzen Sie diese Stoffe doppelt so oft frei und verfügen den ganzen Tag über zusätzliche Energie. Dies ist ein ernährungswissenschaftliches Geheimnis, von dem die meisten Menschen, die Modediäten halten, und der Großteil der allgemeinen Bevölkerung nie profitieren. Wie oft sieht man jemanden zwischendurch eine Brezel, Obst oder andere Kohlenhydrate essen ohne etwas anderes dazu? Wer einen konstanten Energielevel haben will, sollte das nicht tun.

Was Sie mit Ihrer neu gewonnenen Energie tun möchten, bleibt Ihnen selbst überlassen. Vielleicht setzen Sie sie für ein effektiveres Training ein. Möglicherweise arbeiten Sie auch produktiver oder konzentrieren sich mehr auf Ihre Beziehung. Wie auch immer: Ich verspreche Ihnen, dass Sie immer die nötige Energie haben werden.

3. Der Stoffwechsel wird angekurbelt

Wussten Sie, dass Sie beim Essen mehr Kalorien verbrauchen als beim Entspannen? Das ist seltsam, aber wahr. Jedes Mal, wenn Sie essen, verbraucht Ihr Körper beim Schlucken und Verdauen eine gewisse Menge an Energie – und Kalorien. In der Tat gehen 5 bis 15 Prozent des Energiebedarfs auf das Konto der Verdauung. Dieser Effekt wird Thermogenese genannt: Je öfter Sie essen, desto häufiger wird Ihr Stoffwechsel durch die Verarbeitung der Nahrung angekurbelt. Das ist ein weiterer wissenschaftlicher Grund dafür, dass die 5-Faktor-Diät auf 5 Mahlzeiten am Tag basiert.

Ich stelle mir den Stoffwechsel gerne als Windrad vor – jenes Spielzeug, das wie ein Mini-Ventilator auf einem Stöckchen aussieht und sich dreht, wenn man pustet. Ihr Stoffwechsel ist wie ein Windrad, das sich permanent drehen sollte. Je schneller und länger es sich dreht, desto mehr Kalorien verbrennen Sie.

Immer wenn Sie etwas essen, ist es, als bliesen Sie Luft in das Windrad. Warten Sie mit dem Pusten zu lange, beginnt das Windrad sich zu verlangsamen. Soll Ihr Stoffwechsel ständig arbeiten, müssen Sie Ihre Mahlzeiten planen, so dass neue Nahrung ankommt, wenn der Körper gerade beginnt, seine Funktion zu bremsen. Mit 5 Mahlzeiten am Tag halten Sie die Brise für das Windrad konstant, und Ihr Stoffwechsel bleibt beschäftigt.

Mit meiner Diät nutzen Sie den Vorteil der Thermogenese aufgrund der Lebensmittel, die Sie zu sich nehmen, sogar noch stärker. Bei Eiweißen ist der Thermogenese-Effekt etwa doppelt so hoch wie bei Kohlenhydraten und Fett. Aus diesem Grund führt die Tatsache, dass der Anteil der täglich aufgenommenen Proteine von 15 (der Menge, die Menschen allgemein essen) auf 35 Prozent (die Menge, die Sie essen sollten) der Kaloriengesamtmenge angehoben wird, zu einer Steigerung der Thermogenese um 21 Kalorien pro Tag. Das scheint nicht allzu viel zu sein, doch es summiert sich.

Die Vorteile der 5-Faktor-Diät

1. Der Blutzuckerspiegel sinkt.
2. Sie haben mehr Energie.
3. Der Stoffwechsel wird angekurbelt.
4. Die Stimmung bessert sich.
5. Der Stress wird abgebaut.

4. Die Stimmung bessert sich

Haben Sie sich schon mal unruhig, niedergeschlagen oder gereizt gefühlt, wussten aber nicht genau, warum? Möglicherweise war der Grund dafür, dass Sie zu wenig gegessen haben. Wenn Sie 5 Mahlzeiten am Tag zu sich nehmen, wird das nicht passieren.

Ich habe erläutert, dass Ihr Insulinspiegel steigt, wenn Sie seltener und dafür mehr essen, sodass Sie überschüssige Kalorien als Fett einlagern. Es gibt außerdem eine emotionale Kehrseite dieser Situation. Wenn Sie weniger oft, aber große Portionen essen, produziert Ihr Körper nicht nur die erforderliche Menge Insulin, sondern sicherheitshalber zu viel. Infolgedessen wird mehr Blutzucker abgebaut als nötig, sodass in Ihrem Körper de facto zu wenig Glucose vorhanden ist. Wer über weniger Energie verfügt, fühlt sich jedoch unzufriedener – unabhängig davon, wie glücklich man normalerweise ist. Wenn Sie pro Tag 5 Mahlzeiten essen, können Sie das verhindern und Ihre Stimmung heben – es sei denn, Sie haben einen guten Grund dafür, sich zu ärgern!

»Das 5-Faktor-Konzept ist keine Diät im eigentlichen Sinne, da man auf nichts verzichten muss. Man muss sich von nichts verabschieden und sich nach nichts sehnen. Das ist einfach zu schön, um wahr zu sein!«
John Mayer, mit einem Grammy ausgezeichneter Musiker und Schauspieler

Mit der 5-Faktor-Diät schützen Sie sich außerdem vor Stimmungsschwankungen, indem Sie bei jeder Mahlzeit Kohlenhydrate mit einem niedrigen bis mittleren glykämischen Wert essen. Untersuchungen am Massachusetts Institute of Technology haben gezeigt, dass der Serotonin-Wert deutlich absinkt, wenn man weniger als 50 Gramm Kohlenhydrate täglich zu sich nimmt; diesen Stoff setzt das Gehirn frei, um Stimmung und Appetit zu regulieren.

Wenn der Serotonin-Level abfällt, ist die Wahrscheinlichkeit höher, dass Sie sich niedergeschlagen und unruhig fühlen. Bekommen Sie regelmäßig genügend Serotonin, steigt die Menge dieses Stoffes, die der Körper produziert. Bei 5 Mahlzeiten am Tag, die jeweils Kohlenhydrate einschließen, bleibt Ihr Level konstant, so dass Sie die emotionalen Schwankungen, die Sie eventuell von anderen Diäten kennen, nicht erleben werden.

Die 5-Faktor-Diät und die 5-Faktoren-Rezepte umfassen auch viele Lebensmittel, die reich an Folsäure sind. Dieses Mineral hilft, den Homocystein-Pegel zu senken – und diese Aminosäure kann nachweislich schwere Depressionen auslösen. Zudem werden bei der 5-Faktor-Diät gesunde Fette und essentielle Fettsäuren berücksichtigt, die auf natürliche Weise gegen Depressionen wirken.

5. Der Stress wird abgebaut

Essen ist aus einem Grund wichtig, den die meisten Menschen nicht richtig verstehen: Es bietet eine Zeit der Entspannung und eine Pause in ihrem Leben. Für viele Leute ist eine Mahlzeit ein Moment der Einkehr – oder sollte es zumindest sein. Sie gibt dem Menschen Zeit zum Innehalten und Nachdenken.

Ich möchte, dass Sie jede Mahlzeit als Zeit für sich selbst betrachten. Wie stressig Ihr Tag auch sein mag oder wie sehr Sie sich über Ihren Chef ärgern: Nutzen Sie Ihre 5 Mahlzeiten, um zur Ruhe zu kommen und nachzudenken, selbst wenn es nur ein paar Minuten sind. Eine Pause zu machen ist nicht nur gut für Ihren Geist, sondern auch wohltuend für Ihren Körper. Wenn Sie sich die Zeit nehmen, ein Essen zuzubereiten, sich hinzusetzen und es zu genießen, machen Sie etwas, das Sie ansonsten tagsüber nicht täten.

Ich bin ein Workaholic, doch vor einigen Jahren fasste ich zu Neujahr den Vorsatz, in meinem Leben eine Balance zu finden. Ich wollte offener mit meinen Eltern reden. Ich wollte mehr lesen. Ich wollte mehr Zeit für mich verbringen, anstatt mich nur mit der Arbeit zu beschäftigen, die sich um mich herum immer stapelte.

So nutzte ich meine 5 Mahlzeiten, um diesen Vorsatz einzuhalten. Sie boten mir 5 Gelegenheiten am Tag, mich zu entspannen, mit meiner Mutter zu sprechen oder ein Kapitel in einem Buch zu lesen. Auf diese Weise halfen sie dabei, das Gleichgewicht meines Tages herzustellen. Nach einer Mahlzeit fühlte ich mich ruhiger und weniger gestresst.

Studien haben belegt, dass das Risiko, übergewichtig zu werden, bei Menschen mit einem stressigen Leben höher ist. Eine Untersuchung der New York Academy of Sciences ergab, dass die meisten Frauen, die ständig unter Anspannung stehen, zu viel essen. Das liegt an dem Hormon Cortisol, das der Körper unter Stress ausschüttet. Cortisol ist nicht nur schädlich für das Immunsystem, es regt auch den Appetit an. Dies mag der Grund dafür sein, dass sich die Teilnehmer dieser Studie in stressigen Zeiten überaßen.

Eine Untersuchung der Yale University fand heraus, dass Frauen, die unter Stress leiden, typischerweise überschüssiges Fett rund um Taille und Organen ablagern. Die Studie führte als Begründung die Theorie an, dass es in den Fettzellen im Bauch mehr auf Cortisol reagierende Rezeptoren gibt als in anderen Körperregionen. Das bedeutet: Wenn Sie sich zu viele Sorgen um Ihren Bauch machen, tragen Sie selbst dazu bei, dass Sie ihn nicht loswerden – es sei denn, Sie finden einen Weg, sich zu entspannen.

Regelmäßige Bewegung und eine gesunde Ernährung können Stress mindern und helfen, den Cortisollevel niedrig zu halten. Und diese beiden Dinge tun Sie sowieso, wenn Sie meine 5-Faktor-Diät befolgen. Sobald Sie sich beim Essen die Zeit zum Nachdenken nehmen, bauen Sie den täglichen Stress ab und verhindern die Ablagerung von Fett.

DIE GOLDENEN REGELN DER 5-FAKTOR-DIÄT

Als ich nach dem Studium am kanadischen Verteidigungsministerium Ernährungsstudien durchführte, lernte ich alles über die Biochemie der Lebensmittel und ihre Auswirkungen auf den Körper. Mich überraschte, dass es in der Wissenschaft 5 sonnenklare Faktoren gibt, die generell ideal zum Abnehmen, zum Erhalt magerer Muskelmasse und zur Verbesserung der allgemeinen Gesundheit sind. Diese 5 Regeln wurden zur wissenschaftlichen Grundlage meiner 5-Faktor-Diät.

Die Wissenschaft hinter der 5-Faktor-Diät

Wissenschaftliche Erkenntnis Nr. 1: Proteine sind die Bausteine der meisten Teile unseres Körpers – von den Muskeln, über die Hormone und Enzyme, bis hin zur Haut, den Organen und dem Blut.

Wissenschaftliche Erkenntnis Nr. 2: Kohlenhydrate sind nicht alle gleich aufgebaut, wie der glykämische Index beweist; dieses System gibt auf einer Skala von 0 bis 100 die Blutzucker steigernde Wirkung von Kohlenhydraten an. Es ist gesünder, auf Lebensmittel mit einem hohen glykämischen Wert zu verzichten und stattdessen Kohlenhydrate mit einem niedrigen glykämischen Wert zu essen.

Wissenschaftliche Erkenntnis Nr. 3: Ballaststoffe sind für den Körper wichtig, wie die Forschung eindeutig belegt: Sie können einen hohen Cholesterinspiegel und den Blutdruck senken sowie das Risiko verringern, an bestimmten Krebsarten zu erkranken. Außerdem tragen sie zur guten Funktion des Stoffwechsels bei.

Wissenschaftliche Erkenntnis Nr. 4: Nicht alle Fette sind schlecht. Gesunde Fette sind sogar ein wichtiger Bestandteil der richtigen Ernährung. Studien haben belegt, dass unsere Hormone und Nerven, die Fortpflanzung und die Haut sowie Hunderte anderer Körperregionen Fett benötigen, um gut funktionieren zu können. Doch unsere Gesellschaft versucht verzweifelt, auch noch das letzte bisschen Fett aus unserer Nahrung zu verbannen.

Wissenschaftliche Erkenntnis Nr. 5: Wasser ist lebenswichtig. Leider nutzen viele Menschen ihren Durst, um Zucker und viele Kalorien zu sich nehmen.

Auf der Grundlage dieser ernährungswissenschaftlichen Fakten habe ich die 5-Faktor-Diät aufgebaut, die – im Gegensatz zu Modediäten – garantiert den Langzeittest besteht.

Die ideale 5-Faktor-Mahlzeit

Meine Diät funktioniert, da sie die richtigen 5 Nahrungsmitteltypen bei jeder Mahlzeit miteinander kombiniert: Proteine, Kohlenhydrate, Ballaststoffe, gesunde Fette und Getränke. Jedes dieser 5 Elemente trägt entscheidend zum Ernährungserfolg bei. Es ist ganz einfach: Nehmen Sie bei allen Mahlzeiten ein Lebensmittel aus jeder dieser 5 Kategorien zu sich.

Dies ist ein Programm, das aus ernährungswissenschaftlicher Sicht gesund und zudem für den Rest Ihres Lebens leicht umzusetzen ist.

Stellen Sie sich jede Mahlzeit im Rahmen der 5-Faktor-Diät als einen Einkaufsbummel in einem 5-stöckigen Kaufhaus vor. Sie können das Geschäft nicht verlassen, bevor Sie in jeder der 5 Etagen etwas gekauft haben. Dieses einfache Konzept der 5-Faktor-Diät müssen Sie nun nur noch vom Kaufhaus auf Ihren Teller übertragen. Statt in jedem Stockwerk etwas zu kaufen, müssen Sie aus jeder der 5 Lebensmittelkategorien der 5-Faktor-Diät etwas essen. Das ist der einfachste Weg zu einem schlankeren, gesünderen Körper. Sehen wir uns die einzelnen Kategorien einmal genauer an. Ich werde Ihnen erklären, warum sie wichtig sind und wie groß die Portionen jeweils sein sollten.

5-Faktor-Lebensmittel für jede Mahlzeit

1. Eiweiß
2. Kohlenhydrate mit niedrigem oder mittlerem glykämischem Wert
3. Ballaststoffe
4. Gesunde Fette
5. Zuckerfreie Getränke

1. Eiweiß

Zu jeder Mahlzeit und jedem Snack sollte ein Eiweiß (Protein) mit geringem Fettgehalt gehören – beispielsweise Hähnchenbrust, Fisch, Meeresfrüchte, Hühnereiweiß oder Quark. Versuchen Sie zu erreichen, dass ein Drittel Ihrer gesamten Kalorienzufuhr aus Proteinen stammt. Diese sind wichtig für die Erhaltung des Muskelgewebes und die Regulierung des Stoffwechsels.

Proteine stehen aus verschiedenen Gründen ganz oben auf dieser Liste. Sie helfen zum Beispiel, dass Sie sich länger satt fühlen. In neuen Studien wurde festgestellt, dass Menschen, die Mahlzeiten mit einem hohen Eiweißgehalt und Kohlenhydraten mit einem mittleren glykämischen Wert zu sich nahmen (wie die 5-Faktor-Diät sie empfiehlt und die Rezepte in diesem Buch beweisen), nach dem Essen ein größeres Sättigungsgefühl hatten, das überdies länger anhielt als bei Personen, die fette

Speisen aßen. Der Grund dafür ist, dass das tierische Eiweiß – wie in Hähnchen oder Fisch – eine bestimmte Menge an Fett enthält. Das mag wie ein Schritt in die falsche Richtung klingen, falls Sie abnehmen möchten, doch wenn Sie über einen längeren Zeitraum satt sind, dämpft das Ihr Hungergefühl zwischen den einzelnen Mahlzeiten.

Proteine helfen Ihnen, die Muskelmasse aufrecht zu erhalten und den ruhenden Stoffwechsel in Schwung zu bringen. Die Beibehaltung von Muskeln verbraucht mehr Kalorien als die von Fett – je mehr Muskeln Sie haben, desto mehr Kalorien verbrennen Sie also täglich. Wenn Sie viel Eiweiß zu sich nehmen und den 5-Faktor-Hollywood-Trainingsplan durchführen, können Sie folglich mehr Muskeln aufbauen und Ihren Stoffwechsel ankurbeln.

Der größte Vorteil von Proteinen ist, dass sie im Körper schwieriger in Form von Fett einzulagern sind als die beiden anderen Makronährstoffe (Kohlenhydrate und Fett). Wenn Sie mehr Fett zu sich nehmen, als Ihr Körper braucht, lagert er es als Fett ein. Essen Sie mehr einfache Kohlenhydrate, als Ihr Körper benötigt, steigt der Blutzuckerspiegel. Das führt dazu, dass Sie überschüssiges Insulin ausschütten, das dazu beiträgt, die Kalorien der Kohlenhydrate in Fett umzuwandeln.

Wenn Sie jedoch mehr Proteine zu sich nehmen, braucht der Körper nicht so viel Insulin, um sie zu verarbeiten. Wird weniger Insulin gebildet, sinkt das Risiko, dass überschüssige Kalorien in Fett umgewandelt werden. Außerdem muss Ihr Körper die Proteine zunächst zu Kohlenhydraten umbilden, bevor sie in Fett umgesetzt werden können. All das ist eine Menge Aufwand, und aus diesem Grund verlassen die meisten überschüssigen Proteine den Körper, bevor dieser die Chance hatte, sie zu verarbeiten.

Nüsse enthalten die einzige Eiweißart, die ich nicht empfehle. Einige Ernährungswissenschaftler loben Nüsse sehr, da sie wenige Kohlenhydrate enthalten; doch in der Regel stammen drei Viertel ihrer Kalorien aus Fett. Obwohl Nüsse als Haupt-Eiweißlieferant gelten, enthalten tatsächlich viele Arten nur kleine Mengen minderwertiger Proteine, die unvollständig sind (d. h., es fehlen eine oder mehrere essentielle Aminosäuren) oder vom Körper nicht genutzt werden können.

Anstelle von Nüssen sollten Sie Eiweißquellen mit niedrigerem Fettgehalt und vollständigeren Proteinen wählen, wie Hühnereiweiß, Fisch, mageres Rindfleisch, Hähnchenbrust, Putenbrust und fettfreie Milch. Auf diese Weise nehmen Sie besonders viele hochwertige Proteine auf und minimieren schädliche Fette.

Essen Sie überall nach der 5-Faktor-Diät!

Wenn Sie auswärts essen, müssen Sie nicht von der 5-Faktor-Diät abweichen. Im Folgenden stelle ich Ihnen einige meiner Lieblingskombinationen vor, die Sie in verschiedenen Restaurants bestellen können.

Sie essen bei einem	und bestellen
Amerikaner	Puten-Burger
Kanadier	Straußenfleisch vom Grill und Linsensuppe
Chinesen	Schwarze Bohnen und gebratene Garnelen
Kubaner	Fischsuppe oder gegrilltes Hähnchen mit schwarzen Bohnen, Hähnchenspieß oder griechischen Salat
Inder	Tandoori-Hähnchen mit Basmatireis
Italiener	Wolfsbarsch, Minestrone oder Tomaten-Basilikum-Salat
Jamaikaner	Pikante Hähnchenbrust vom Grill mit Reis und Bohnen
Japaner	Algensalat, Miso-Suppe, Sashimi oder Teriyaki-Hähnchen
Mexikaner	Hähnchen-Fajitas

2. Kohlenhydrate

Jede Mahlzeit sollte ein Kohlenhydrat mit einem niedrigen oder mittleren Wert auf dem glykämischen Index enthalten. Empfehlenswert sind beispielsweise Gemüse, Wildreis, Bohnen, Linsen, Haferflocken, Süßkartoffeln und Quinoa.

> »Ich habe mich immer für Fitness interessiert. Doch erst als ich Ihr Buch las, korrigierte ich all meine Fehler. Ich nahm zu viele Kohlenhydrate zu mir, aß drei Mahlzeiten am Tag und kannte die richtige Balance zwischen Eiweißen und Kohlenhydraten nicht. Dank der 5-Faktor-Diät lernte ich, die richtigen Lebensmittelarten zu wählen, und erkannte die Vorteile von 5 kleinen Mahlzeiten pro Tag.«
>
> *Michael Bigman, bisheriger Gewichtsverlust: 4 kg*

Durch schlecht konzipierte Modediäten sind Kohlenhydrate in letzter Zeit heftig unter Beschuss geraten. Tatsächlich sind Kohlenhydrate jedoch für Ihren Körper wichtig und liefern den Großteil der Energie, die Sie zum Leben benötigen. Aus diesem Grund sollte jede Mahlzeit, die Sie zu sich nehmen, mindestens zwei Portionen eines Kohlenhydratlieferanten mit niedrigem oder mittlerem glykämischem Wert enthalten – also 50 Prozent der Gesamtkalorienmenge.

Warum lehne ich Kohlenhydrate nicht ab, wie es andere Ernährungsexperten tun? Weil eine Mischung aus ballaststoffreichen Kohlenhydraten und Proteinen gut für Sie ist. Kohlenhydrate werden deutlich schneller aufgenommen als Eiweiße, sodass eine Mahlzeit, die Proteine und die richtigen Kohlenhydrate enthält, Ihre Aufmerksamkeit erhöht, da die Kalorien zeitversetzt verbrannt werden. Dadurch entstehen ein Gefühl der Sättigung und eine gleichmäßige Freisetzung der Energie über den Tag verteilt. Und diese Energie kann Ihr Körper nutzen, um später zu trainieren. Kohlenhydrate helfen außerdem, das Fett in der Nahrung effizienter zu verdauen. Generell gilt: Um Fette verbrennen zu können, müssen Kohlenhydrate zugeführt werden. Außerdem enthalten die meisten Kohlenhydrate mit einem niedrigen glykämischen Wert auch lösliche Ballaststoffe (siehe »Ballaststoffe«, Seite 67), die ebenfalls wichtig sind.

Ich habe den glykämischen Index erwähnt, der bei kohlenhydrathaltiger Nahrung misst, wie schnell der Körper sie in Glukose verwandelt. Lebensmittel, die leicht aufgespalten werden können – wie stärkehaltige Speisen –, gelangen schnell in Form von Glukose ins Blut und haben einen höheren Wert auf diesem Index. Lebensmittel, die langsam abgebaut werden – wie Spinat und Kohl –, lassen die Glukose langsamer ins Blut gelangen und haben deshalb einen niedrigeren glykämischen Wert.

Das Problem bei Nahrung mit einem hohen glykämischen Wert besteht darin, dass die Bauchspeicheldrüse zur Regulierung sofort Insulin produzieren muss, wenn der Zucker ins Blut gelangt. Die natürliche Antwort des Körpers auf zusätzliches Insulin besteht darin, alle Kalorien, die er finden kann, als unerwünschtes Fett einzulagern – egal, ob diese Kalorien aus Kohlenhydraten, Proteinen oder Fetten stammen.

Kohlenhydrate mit einem niedrigen oder mittleren glykämischen Wert setzen deutlich langsamer Glukose frei, sodass die Bauchspeicheldrüse weniger Insulin produziert. Weniger Insulin im Körper bedeutet weniger Körperfett – und das spricht für sich! Aus diesem Grund sind Lebensmittel mit einem niedrigen oder mittleren glykämischen Wert ein so wichtiger Bestandteil der 5-Faktor-Diät.

Versuchen Sie, Kohlenhydrate mit einem glykämischen Wert von unter 80 zu wählen. Diese können Ihren Körper den Tag über mit genügend Energie versorgen, ohne einen Anstieg des Insulinspiegels zu verursachen, der zu einer Einlagerung von Fett führen würde. Ich bevorzuge Obst und Gemüse, da sie nährstoffreich und kalorienarm sind sowie viel Wasser enthalten, sodass Ihr Magen schnell voll wird. Empfehlenswert sind Äpfel, schwarze Bohnen, Brokkoli, Kohl, Karotten, Sellerie, Kirschen, Kichererbsen, Gurken, Grapefruits, Erbsen, Linsen, Kopfsalat, Limabohnen, Pilze, Zwiebeln, Birnen, Pfirsiche, Peperoni,

Pflaumen, Hafer, Orangen, Zuckererbsen, Spinat, Erdbeeren, Süßkartoffeln und Wildreis.

3. Ballaststoffe

Jede Mahlzeit sollte fünf bis zehn Gramm Ballaststoffe enthalten. Der gesundheitliche Nutzen von Ballaststoffen ist enorm: Sie senken den Cholesterinspiegel sowie das Risiko, an Diabetes oder bestimmten Krebsarten zu erkranken. Ballaststoffe verlangsamen die Freisetzung von Glukose (die Substanz, die Ihr Körper als Energie braucht) in den Blutkreislauf und verhindern, dass der Körper die Energievorräte zu schnell verbraucht. Außerdem beschleunigen Ballaststoffe sogar die Geschwindigkeit, mit der die aufgenommene Nahrung durch den Magen wandert. Je schneller sie durch den Verdauungstrakt befördert wird, desto weniger Fett und Kalorien nimmt der Körper auf. Und was noch wichtiger ist: Durch Ballaststoffe fühlt man sich satt, sodass man bei jeder Mahlzeit weniger isst.

Es gibt zwei Arten von Ballaststoffen: lösliche und nicht lösliche. Beide sind wichtig – allerdings aus ganz unterschiedlichen Gründen. Lösliche Ballaststoffe kommen beispielsweise in Erbsen, Haferkleie, Samen, Bohnen, Gerste, Linsen und Äpfeln vor. Sie können verdaut werden und helfen, das Risiko von Herzkrankheiten und einem hohen Cholesterinspiegel zu senken. Nicht lösliche Ballaststoffe sind in Weizenkleie, Vollkorn, Gemüse und Bohnen enthalten, können nicht verdaut oder vom Körper aufgenommen werden, aber helfen bei ihrer Wanderung durch den Verdauungstrakt, den Dickdarm gesund zu erhalten. Nicht lösliche Ballaststoffe können beim Abnehmen ebenfalls nützlich sein. Eine Studie des US-Landwirtschaftsministerims (USDA) hat gezeigt, dass der Körper von Personen, die täglich 36 Gramm Ballaststoffe essen, pro Tag 130 Kalorien weniger aufnimmt.

Sie sollten täglich 20 bis 30 Gramm Ballaststoffe essen. Wenn möglich, können Sie auch mehr aufnehmen, doch das Minimum von 5 Gramm pro Mahlzeit sollte nicht unterschritten werden. Mit Ihren 5 Mahlzeiten am Tag werden Sie also wenigstens 25 Gramm pro Tag essen. Idealerweise sollten Sie jeweils 10 Gramm Ballaststoffe mit dem Frühstück, dem Mittag- und Abendessen aufnehmen sowie 5 Gramm pro Imbiss, sodass Sie insgesamt auf etwa 40 Gramm täglich kämen.

Das mag viel klingen, doch wenn Sie beispielsweise einer Mahlzeit einfach ein paar Handvoll ballaststoffreicher Bohnen (etwa ½ Tasse) hinzufügen, kommen Sie bereits auf 8 Gramm Ballaststoffe. Zu den ballaststoffreichen Lebensmitteln, die ich am liebsten mag, gehören Vollkorn, Natur- oder Wildreis, Bohnen und Linsen, Brote ohne Weizenmehl sowie vollwertiges Gemüse, Obst mit essbarer Schale und Samen.

»Die 5-Faktor-Diät hat mich auf Tournee gerettet. Ich kann kaum glauben, dass gesundes Essen so gut schmecken kann. Nie war ich besser in Form!« *Kanye West, Singer / Songwriter*

4. Gesunde Fette

Wenn Ihr Gericht Fett enthält, sollte es ein gesundes Fett sein – entweder ein einfach oder ein mehrfach ungesättigtes. Falls Sie glauben, Sie müssten Fett generell von Ihrem Speiseplan streichen, sollten Sie noch einmal darüber nachdenken. Ihr Körper braucht es – selbst wenn Ihr Hauptziel darin besteht, Gewicht zu verlieren. Fett ist eine wichtige Energiequelle und hilft dem Körper, die Vitamine A, D, E und K aufzunehmen. Außerdem liefert es Geschmack sowie Konsistenz und hilft Ihnen, sich satt zu fühlen, sodass Sie weniger essen. Studien haben sogar ergeben, dass zu wenig Fett in der Nahrung zu klinischer Depression führen kann. Der Grund dafür ist, dass Ihr Gehirn eine bestimmte Menge an Fett benötigt, um richtig funktionieren zu können – insbesondere Fette, die Omega-3- und Omega-6-Fettsäuren enthalten.

Gute Fette / Schlechte Fette: einfache Ersatzmöglichkeiten

Es ist nicht schwer, schlechte durch gute Fette zu ersetzen. Im Folgenden sind 5 Möglichkeiten aufgeführt, die geschmacklich unproblematisch sind und Ihrem Körper gut tun.

1. Verwenden Sie zum Kochen Traubenkern-, Raps- oder natives Olivenöl. Alle drei Sorten sind auch für sehr große Hitze geeignet.

2. Gießen Sie etwas Leinsamenöl auf Ihr Gemüse, statt Butter oder Margarine zu verwenden.

3. Wenn für ein Rezept Gemüse in Fett angebraten werden soll, nehmen Sie stattdessen halb so viel natives Olivenöl und ein wenig Salz.

4. Vermeiden Sie abgepackte Snacks wie Kartoffelchips, und essen Sie stattdessen Nüsse.

5. Ersetzen Sie Butter oder Margarine durch natives Olivenöl oder Leinsamenöl, das Sie mit ein wenig Salz vermischen.

Eigentlich muss ich Sie gar nicht daran erinnern, dass Sie Fett essen sollten, denn es ist fast unmöglich, es zu vermeiden. Doch wenn Sie etwas zu sich nehmen, das Fett enthält oder mit Fett zubereitet wird, sollten Sie die gesunden Sorten wählen – die »guten« Fette, wie die Ernährungswissenschaftler gerne sagen.

Gute Fette. Dazu zählen einfach ungesättigte Fette, weil sie den Cholesterinspiegel nicht erhöhen. In der Tat senken sie sogar das LDL-Cholesterin (schlechtes Cholesterin) und heben den Wert des guten Cholesterins HDL. Einfach gesättigte Fette sind unter anderem in Fischöl, Erdnussöl, Olivenöl und Rapsöl enthalten.

Mehrfach ungesättigte Fette haben denselben positiven Effekt und kommen in zahlreichen verschiedenen Lebensmitteln vor – wie in fetterem Fisch (z. B. Makrele, weißem Thunfisch, Regenbogenforelle, Hering,

Lachs und Sardinen), aber auch in Sonnenblumenöl, Raps- und Leinsamenöl.

Sowohl einfach als auch mehrfach ungesättigte Fette sind zwar
»gesund«, bleiben aber dennoch Fette. Wer zu viel davon isst, wird zu-
nehmen. Um dies zu vermeiden, sollten Sie die tägliche Fettzufuhr auf
65 Gramm (oder maximal 100 Gramm) beschränken.

Schlechte Fette. Gesättigte Fette erhöhen den allgemeinen Cholesterinspiegel und das schlechte Cholesterin LDL. Diese Fette sind schwer zu vermeiden, doch Sie sollten zumindest darauf achten, möglichst wenig davon
zu sich zu nehmen. Gesättigte Fette sind hauptsächlich in tierischen Produkten enthalten – etwa in Fleisch, Geflügelhaut, Vollmilch, Butter, Milch-
schokolade und Eigelb, aber auch in Kokosöl, Palm- und Palmkernöl.

Transfettsäuren oder gehärtete Fette haben dieselben negativen
Auswirkungen auf Ihren Cholesterinspiegel. Diese synthetischen Fette
wurden entwickelt, um die Haltbarkeitsdauer bestimmter Lebensmittel
zu erhöhen. Sie kommen in bearbeiteter Nahrung, kommerziellen Backwaren, abgepackter Butter, Margarine und in Pflanzenfett vor sowie in
allen Speisen, die mit den beiden letztgenannten Fetten zubereitet worden sind, wie Pommes Frites und Popcorn aus der Mikrowelle. Diese
gehärteten Fette sollten Sie möglichst aus Ihrer Nahrung verbannen.

5. Zuckerfreie Getränke

Zu jeder Mahlzeit sollten Sie ein zuckerfreies Getränk zu sich nehmen –
beispielsweise Leitungswasser, zuckerfreie Erfrischungsgetränke, Tee,
Kaffee oder ungesüßte Energiedrinks. Sie sollten versuchen, 250 bis
350 Milliliter eines gesunden Getränks zu jedem Snack und zu jeder
Mahlzeit zu trinken.

Flüssigkeit ist aus verschiedenen Gründen wichtig. Erstens: Je
mehr Sie zusätzlich trinken, desto weniger werden Sie essen. Wenn Sie

mehr Flüssigkeit im Magen haben, fühlen Sie sich satter und haben weniger Appetit auf die nächste Mahlzeit.

Zweitens: Sie verbrauchen am Tag mehr Kalorien. Die meisten Menschen trinken zu wenig, ohne es zu wissen. Das liegt daran, dass Ihr Körper bereits rund vier bis fünf Prozent seines Wassergehalts verloren hat, wenn Sie Durst verspüren. Diesen Zustand bezeichnet man als leichte chronische Dehydrierung. Er kann die biochemischen Funktionen des Körpers einschließlich der Verdauung beeinträchtigen. Wenn Ihr Körper gut mit Wasser versorgt ist, kann er die aufgenommene Nahrung leichter verdauen, sodass weniger davon als Körperfett eingelagert wird. Wer sein Verdauungssystem unterstützt, hilft ihm, bei der Verarbeitung der Nahrung mehr Nährstoffe aufzunehmen.

Drittens: Wenn Sie genügend Flüssigkeit trinken, kann das dazu führen, dass Sie bei Ihrer nächsten Mahlzeit oder einem Snack weniger zu sich nehmen. Oft isst man, weil man denkt, man sei hungrig, obwohl man eigentlich Durst hat. Das liegt daran, dass Durst dieselben körperlichen Reaktionen auslöst wie Hunger. Wenn Sie das nächste Mal ein Hungergefühl verspüren, sollten Sie versuchen, es mit einem zuckerfreien Getränk statt mit Nahrung zu bekämpfen.

Sofern Sie zu jedem Snack und zu jeder Mahlzeit 250 bis 350 Milliliter trinken, nehmen Sie über den Tag verteilt 1.250 bis 1.750 Milliliter zu sich. Das reicht jedoch nicht aus. Ich empfehle, dass Sie täglich zehn bis zwölf Gläser (rund 2,7 Liter) trinken. Wenn Wasser alleine für Sie nicht verlockend ist, können Sie für den Geschmack etwas Fruchtsaft untermischen. Falls möglich, sollten Sie eiskaltes Wasser trinken, da dies Ihren Körper zwingt, das Wasser auf Körpertemperatur zu erwärmen und auf diese Weise Kalorien zu verbrennen. Das macht zwar nicht sehr viel aus, doch jede Kleinigkeit zählt!

DIE WICHTIGSTEN 5-FAKTOR-LEBENSMITTEL

Meine 5-Faktor-Diät verbietet oder bevorzugt keine Nahrungsmittel oder Nahrungsmittelgruppen, doch ich habe herausgefunden, dass sich bestimmte Lebensmittel für die 5-Faktor-Diät besonders gut eignen. Sie sorgen für eine ausgewogene, gesunde und leckere Ernährung. Ich bezeichne sie als die wichtigsten 5-Faktor-Lebensmittel. Wenn Sie in Ihrem Kühlschrank und in der Vorratskammer wenigstens für eine Woche eine ausreichende Menge dieser Nahrungsmittel aufbewahren, wird es Ihnen nicht schwer fallen, die 5-Faktor-Diät einzuhalten.

Es gibt 5 Kategorien von Lebensmitteln, die Sie immer parat haben sollten: Proteine, Kohlenhydrate, zuckerfreie Getränke, Snacks und Gewürze. Aus jeder dieser Gruppen habe ich die 5 besten Nahrungsmittel zusammengestellt. Diese 25 Lebensmittel bilden die Grundlage für viele Rezepte dieses Buchs. (Siehe »5-Faktor-Rezepte«, Seite 144.) Das Schöne an den wichtigsten 5-Faktor-Lebensmitteln ist, dass Sie Ihrer Fantasie und Kreativität freien Lauf lassen und sie miteinander kombinieren können, um Ihre eigenen schnellen und gesunden Mahlzeiten gemäß der 5-Faktor-Ernährungsformel zusammenzustellen.

Die 25 essentiellen 5-Faktor-Lebensmittel

Im Laufe der Jahre habe ich herausgefunden, was bei Diäten funktioniert und was nicht. Auf dem Weg zu einer besseren Ernährung und Gesundheit gibt es keine Abkürzung. Es ist allerdings möglich, den Gaumen zufrieden zu stellen und gleichzeitig den Körper in Form zu bringen. Diese 25 Lebensmittel werden Ihnen dabei helfen.

Proteine

1. Hühnereiweiß. Häufig wird gesagt, dass das Eiweiß von Hühnereiern die perfekte Proteinquelle ist, da der Körper die darin enthaltenen Nährstoffe zu 100 Prozent verbraucht. Außerdem sind sie frei von gesättigten Fetten, überschüssigen Kohlenhydraten und Cholesterin, die viele Nahrungsmittel mit einem hohen Eiweißanteil enthalten. Doch der Hauptgrund dafür, dass sie unter den wichtigsten 5-Faktor-Lebensmitteln eine herausgehobene Stellung einnehmen, sind die zahllosen Möglichkeiten, Eier zuzubereiten.

Das Eiweiß von Hühnereiern ist beim Kochen besonders einfach zu verarbeiten – insbesondere, da Sie es heute nicht mehr selbst vom Eigelb zu trennen brauchen. In einigen Lebensmittelgeschäften kann man flüssiges Eiweiß, das bereits vom Eigelb getrennt ist, kaufen. Neben der Bequemlichkeit für den Verbraucher hat dieses auch den Vorteil, dass es pasteurisiert ist, sodass es im Kühlschrank länger hält und das Risiko einer Lebensmittelvergiftung geringer ist.

2. Geflügel. Wenn es um Geflügel geht, gibt es eigentlich nur zwei Regeln: Wählen Sie weißes Fleisch (das ist magerer als dunkles Fleisch), und entfernen Sie die Haut. Geflügel gehört zu den wenigen Lebensmitteln, bei denen Sie das

Die wichtigsten Lebensmittelkategorien

1. Proteine
2. Kohlenhydrate
3. Getränke
4. Snacks
5. Gewürze

Fett leicht entfernen können – nutzen Sie also diesen Vorteil. Und denken Sie daran, dass es neben Hähnchen auch noch andere Geflügelsorten gibt. Viele Menschen denken nur zu Feiertagen an Putenfleisch, das ebenfalls wenig Fett, aber viel Eiweiß sowie große Mengen an Zink, Eisen, Kalium, Phosphor und B-Vitaminen enthält.

Damit Sie immer wieder einen neuen Geschmack genießen können, sollten Sie das Geflügel auf verschiedene Arten zubereiten. Eine ganze Geflügelbrust ist toll, aber auch Hackfleisch oder Aufschnitt von Geflügelbrust sind empfehlenswert, solange das Fleisch naturbelassen beziehungsweise nicht zu sehr bearbeitet ist. Denken Sie daran, dass abgepacktes Hähnchen- oder Putenfleisch aus dem Lebensmittelladen häufig die Haut enthält, sodass es ebenso fett sein kann wie Rinderhackfleisch. Aus diesem Grund bitten Sie am besten die Bedienung an der Fleischtheke, für Sie Hähnchen- oder Putenbrust ohne Haut durch den Fleischwolf zu drehen.

Meine besten Empfehlungen: Ich habe keine bevorzugte Marke, rate Ihnen jedoch, sich mit Ihrem örtlichen Metzger zu unterhalten. Sie können ihn um die frischesten und besten Geflügelteilen bitten.

»Harley hat mein Leben verändert. Ich fühle mich besser denn je und kann ohne schlechtes Gewissen eine Pizza essen. Ich bin ein glückliches Mädchen!«
Eva Mendes, Schauspielerin und Star des Films »Hitch – Der Date Doktor«

3. Meeresfrüchte. Sie sollten immer in Ihrer Küche vorrät sein. Warum? Meeresfrüchte enthalten wenig Fett und sind sehr eiweißreich. Fisch bietet außerdem die gesunden Omega-3-Fettsäuren: Untersuchungen haben ergeben, dass diese den allgemeinen Zustand von Herz, Gelenken und Immunsystem verbessern können. Außerdem können Meeresfrüchte eine stimmungsaufhellende Wirkung haben, indem sie im Gehirn den Dopamin- und den Serotonin-Level anheben; diese beiden Botenstoffe des Nervensystems helfen, Depressionen zu vermeiden. Die einzige Kehrseite der Meeresfrüchte ist, dass manche Fischarten – insbesondere Thunfisch, Schwertfisch und Makrele – möglicherweise relativ viel Quecksilber enthalten. Deshalb sollten Sie diese Fische nicht öfter als zweimal pro Woche essen, mageren Thunfisch maximal dreimal wöchentlich (siehe unten).

Meine besten Empfehlungen: Lachs, Kabeljau, Thunfisch, Kammmuscheln, Krabben, Hummer, Tintenfisch und Krebse. Wenn Sie Thunfisch in Dosen kaufen, sollten Sie die preiswerteren Arten wählen (in Stücken oder zerkleinert, im eigenen Saft), die im Vergleich zum teureren Weißen Thunfisch weniger als halb so viel Quecksilber enthalten. Der Bequemlichkeit halber bevorzuge ich die Thunfisch-Produkte von Star-Kist, die nicht in Dosen, sondern in Beuteln verkauft werden; sie sind leicht zu öffnen, enthalten kein Wasser, das abgeschüttet werden muss, und sind bereits gewürzt.

4. Milchprodukte. Zu Unrecht haben Milchprodukte einen schlechten Ruf aufgrund ihres Fettgehalts. Sie sind jedoch eine hervorragende Eiweißquelle und enthalten das die Knochen stärkende Kalzium. Einer Studie der University of California in Davis zufolge helfen Milchprodukte außerdem, den Appetit zu zügeln. Die Forscher haben herausgefunden, dass bei Personen, die Mahlzeiten mit Milchprodukten zu sich nahmen, 20 Prozent mehr Appetit zügelnde Hormone (Cholecystokinin) vorhanden waren.

Denken Sie daran: Es gibt nicht nur die Milch selbst! In die Kategorie der Milchprodukte gehören auch Hart- und Weichkäse (einschließlich Quark und Frischkäse), Joghurt (natur ohne Zusatz von Zucker) sowie Sauerrahm. Von diesen Lebensmitteln sollten Sie stets die fettfreien Versionen wählen.

*Meine besten Empfehlungen: Fettfreie Käsescheiben und fett-
freier Joghurt. Darüber hinaus rate ich Ihnen zu Quark, der als unreife
Käseart eine Mischung aus Joghurt und Frischkäse darstellt. Quark
schmeckt nicht nur lecker, er enthält auch viel Eiweiß und wenig Kohlenhydrate. Außerdem nimmt er den Geschmack anderer Nahrungsmittel an, sodass er sowohl in süßen als auch in pikanten Gerichten
eine vielseitige Zutat ist.*

5. Wildfleisch. Als ich vor einigen Jahren an einem Filmset war, kochte ich
für einige der Schauspieler, als deren persönlicher Trainer ich arbeitete,
abends ein Chili. Nach der Mahlzeit schwärmten sie alle, das sei das
beste Chili gewesen, das sie jemals gegessen hatten. Erst dann erzähl-
te ich ihnen, dass die Hauptzutat Bisonhackfleisch war. Sie waren verblüfft,
dass der Geschmack und die Konsistenz sich nicht von normalem Rindfleisch unterscheiden – und begeistert, dass der Fettgehalt nur etwa
halb so hoch ist wie beim Rind.

Fleischsorten wie Strauß, Bison, Elch, Rentier oder Reh klingen
vielleicht zu exotisch, doch Wild ist tatsächlich ein relativer Begriff. In
Fernost gehören beispielsweise Frosch und Schildkröte zu den gängigen
Fleischsorten. Und in Osteuropa oder der Karibik ist es nicht üblich, Rind
zu essen. Trauen Sie sich also und probieren Sie Wildfleisch. Es ist oft
magerer als rotes Fleisch, enthält viel Eiweiß und Eisen. Wenn Wild auf
Ihrem Speiseplan steht, hat das einen großen Einfluss auf Ihre Ernährung,
denn es bietet Ihnen denselben Geschmack und dieselbe Konsistenz wie
traditionelles Rind und fettreiche Steaks ohne all die Nachteile, die diese haben.

Die meisten Lebensmittel- und Bioläden haben tiefgekühltes Wild
vorrätig. Andernfalls können Sie auch online nach spezialisierten Anbie-
tern suchen. Bei der Wahl des Wildfleisches sind zwei wichtige Dinge
zu beachten. Lesen Sie den Aufdruck der Verpackung, denn nicht alle

Stücke sind gleich mager. Außerdem ist Wild schneller gar als normales Rindfleisch, da es weniger Fett enthält; ziehen Sie also von Ihrer gewohnten Garzeit einige Minuten ab – sonst könnte das Bison-Steak schnell wie eine Schuhsohle schmecken.

Meine besten Empfehlungen: Burger mit Straußenfleisch.

Kohlenhydrate

1. Bohnen. Aus mathematischer Sicht sind Bohnen das perfekte Nahrungsmittel. Sie haben nicht nur einen niedrigen glykämischen Wert und enthalten eine geringe Menge gesunder Fette, sondern sie sind auch eiweißreich und füllen mit ihrem hohen Anteil an Ballaststoffen den Magen. Eine Portion Bohnen (etwa eine halbe Tasse) liefert tatsächlich fast acht Gramm Ballaststoffe, die ein größeres Sättigungsgefühl auslösen – und Sie davor bewahren, zu viel zu essen.

Es gibt zahlreiche Varianten zur Auswahl: schwarze Bohnen, rote Bohnen, Feuerbohnen, Kidneybohnen, Kichererbsen und viele mehr. So findet jeder eine Sorte, die ihm schmeckt. Bohnen eignen sich hervorragend als Zutat in einem Salat, im Chili oder in Suppen und reichern jedes Gericht mit zusätzlichen Ballaststoffen und Eiweiß an.

Meine besten Empfehlungen: Die meisten erhältlichen Marken sind gut – wählen Sie also, was Ihnen am besten schmeckt. Studien haben ergeben, dass Bohnen in Dosen dieselben Nährwerte haben wie frische Bohnen. Deshalb können Sie frische, getrocknete, tiefgefrorene oder Bohnen in Dosen kaufen, je nachdem, was zu Ihrem Lebensstil passt.

2. Körner. Sie stecken voller Ballaststoffe und sind klasse, weil sie satt machen und hervorragend zu Eiweiß passen. Alle Arten von Körnern – einschließlich Haferflocken, Linsen, Gerste und Vollkornreis – sind empfehlenswert. Besonders gern mag ich allerdings Quinoa. Dieses getreideähnliche Gewächs ist nicht sehr bekannt, sodass es unter Umständen schwer zu kriegen ist, sofern Ihr Lebensmittelhändler keine große Bioabteilung hat. Es enthält rund 50 Prozent mehr Eiweiß als die meisten Getreidearten und ist reich an Kalzium, Eisen und den wichtigen B-Vitaminen.

Meine besten Empfehlungen: Kashi 7 Whole Grain Pilaf und Quaker Weight Control instant oatmeal

Kohlenhydrate
1. Bohnen
2. Körner
3. Brot
4. Gemüse
5. Obst

3. Brot. Ich kann mir vorstellen, was Sie jetzt denken: Brot ist ein stark verarbeitetes Produkt, enthält wenige Nährstoffe und viele schlechte Kohlenhydrate – warum zählt es also zu den wichtigsten 5-Faktor-Lebensmitteln? Beim Brot ist das Problem nicht das Brot selbst, sondern die Zutaten, aus denen es gemacht ist. Ich empfehle, möglichst auf Mehl zu verzichten. Zum Glück gibt es einige brotähnliche Produkte wie Tortillas, Cracker und Fladenbrot, die ohne Mehl gemacht sind. Diese Lebensmittel sind aus gesprossten Körnern hergestellt, die nicht so fein gemahlen werden wie Mehl. Sie sind leicht zu finden, zumal viele Hersteller den Hinweis auf das fehlende Mehl bereits im Produktnamen oder auf der Verpackung angeben. Halten Sie in der Gesundheitsecke Ihres Supermarktes danach Ausschau. Sollten Sie kein Brot ohne Mehl bekommen, ist die zweitbeste Alternative Brot, das aus ganzen Körnern hergestellt ist.

Meine besten Empfehlungen: Fitnessbrot von Mestemacher, Food for Life Ezekiel 4:19 Organic Sprouted Flourless Whole Grain Tortillas, Food for Life Ezekiel 4:19 Sprouted Whole Grain Flourless Cinnamon Raisin Bread.

4. Gemüse. Es hat häufig wenige Kalorien und einen niedrigen glykämischen Wert, viele Nährstoffe und eine große Menge an Ballaststoffen, außer

Die 5 besten Gemüsesorten für die 5-Faktor-Diät

1. Brokkoli: Schon eine halbe Tasse dieses Supergemüses liefert 66 Prozent der empfohlenen Tagesdosis (Recommended Daily Allowance, RDA) an Vitamin C und 10 Prozent der RDA für Vitamin A. Außerdem enthält Brokkoli viel Kalium und Ballaststoffe, die Sie länger satt halten.

2. Butternusskürbis: Dieses leckere Gemüse ist gesünder als die meisten Leute denken. Es deckt mehr als 80 Prozent der RDA an Vitamin A ab, 20 Prozent der RDA an Vitamin C und enthält fast 3 Gramm Ballaststoffe pro halber Tasse.

3. Blumenkohl: Er ist reich an Vitamin A und magenfüllenden Ballaststoffen. Schon eine halbe Tasse Blumenkohl liefert mehr als 22 Prozent der RDA an Vitamin C.

4. Spinat: Er bietet alles – Ballaststoffe, die Vitamine C und E, Kalzium und Folsäure (ein Vitamin, das dem Körper bei der Bildung neuer Zellen hilft).

5. Süßkartoffeln: Sie enthalten viel Vitamin C. Eine halbe Süßkartoffel deckt rund 85 Prozent der RDA an Vitamin A ab.

dem Kalium für gesunde Muskeln und Antioxidantien, die gut sind gegen Krankheiten. Kurz: Sie können ohne Gemüse nicht gesund leben. Es kann frisch oder tiefgefroren gekauft werden und kommt gedünstet, gebraten, püriert oder gegrillt auf den Teller. Aber denken Sie daran: Gesundes Gemüse wird schnell ungesund, wenn man es paniert oder in fetter Käsesauce ertränkt.

Welche Gemüsearten sollten Sie essen? Meiden Sie Avocados, Oliven, Kartoffeln und Rüben, die zu viel Fett, Kohlenhydrate oder Zucker enthalten. Alle anderen Gemüsearten sind gut geeignet. Ich bevorzuge tiefgekühltes Gemüse, damit ich alle meine Lieblingsarten vorrätig haben kann; im Gegensatz zu frischem Gemüse halten sie sich so mehrere Monate.

Meine besten Empfehlungen: Tiefgefrorenes Mischgemüse

5. Obst. Studien des US-Landwirtschaftsministeriums haben ergeben, dass Menschen, die mehr Obst essen, tendenziell einen niedrigen Body Mass Index (BMI) haben und weniger wiegen als jene, die kaum Obst essen. Früchte enthalten kein Fett, aber jede Menge Ballaststoffe, Vitamine, Mineralstoffe und Antioxidantien. Außerdem können Sie auf diese Weise etwas Süßes essen, ohne leere Kalorien aufzunehmen.

Nicht alle Früchte sind gleich. Manche – wie zum Beispiel Bananen – haben einen höheren glykämischen Wert, lassen also den Blutzuckerspiegel ansteigen und veranlassen den Körper, mehr Fett einzulagern. Und das wollen Sie nicht! Aber machen Sie sich keine Sorgen. Sie können auf einfache Weise herausfinden, welches Obst einen niedrigen glykämischen Wert hat und sich deshalb gut eignet: Wenn Sie das nächste Mal eine Frucht in der Hand haben, stellen Sie sich die folgenden drei Fragen. Falls Sie wenigstens eine davon mit Ja beantworten, ist dieses Obst eine gute Wahl.

Hat die Frucht eine essbare Schale?
(Das ist zum Beispiel bei Äpfeln, Birnen, Pflaumen und Pfirsichen der Fall.)
Hat die Frucht essbare Samen?
(Das ist zum Beispiel bei Granatäpfeln, Brombeeren, Erdbeeren und Himbeeren der Fall.)
Ist es eine Zitrusfrucht?
(Zu den Zitrusfrüchten zählen Grapefruits, Orangen und Mandarinen.)

Die einzige Ausnahme von dieser Regel sind Weintrauben. Sie haben zwar eine essbare Schale, sind aber aufgrund ihres hohen Dextrose-Gehalts nicht zu empfehlen.

Meine besten Empfehlungen: Frisches Obst ist zu bevorzugen, doch es ist nicht verkehrt, zur Sicherheit auch tiefgefrorene Früchte zu Hause zu haben. *Zu meinen Favoriten zählen dabei Obst- und Beerenmischungen.*

Getränke

1. Wasser. Es gibt kein besseres Getränk als gewöhnliches, ungesüßtes Wasser. Allerdings kann einfaches, geschmackloses Wasser auf die Dauer langweilig werden. Um die Sache abwechslungsreich zu gestalten, rate ich meinen Kunden, Wasser in möglichst vielen verschiedenen Variationen zu kaufen. Probieren Sie beispielsweise natriumfreies Selterswasser. Und wenn Sie es etwas peppiger mögen oder abends im Restaurant essen, bestellen Sie sich Mineralwasser mit Kohlensäure. Mit all seinem Sprudeln und Zischen hilft kohlensäurehaltiges Wasser, den Gaumen zu reinigen, und bietet Ihnen eine andere Struktur.

Meine besten Empfehlungen: In Flaschen abgefülltes Wasser und Kellogg's Special K2O Protein Water.

2. Kaffee. Es mag Ihnen merkwürdig erscheinen, dass Kaffee in der Rubrik der wichtigsten 5-Faktor-Lebensmittel aufgeführt wird. Doch es gibt einen sehr entscheidenden Grund dafür. Als ich noch Wissenschaftler am Defense and Civil Institute of Environmental Medicine in Kanada war, führte ich wissenschaftliche Studien über die Auswirkungen von Koffein auf die körperliche Bewegung durch. Die Forschungen ergaben, dass das Trinken eines koffeinhaltigen Getränks 30 bis 90 Minuten vor dem Training die Ausdauer steigern und die Fettverbrennung beschleunigen kann. Allerdings sollten Sie darauf achten, nicht zu viel Kaffee zu trinken; ich würde empfehlen, nicht mehr als drei Tassen täglich zu sich zu nehmen.

Meine besten Empfehlungen: Ich habe zwar keine Lieblingsmarke, bevorzuge aber Espresso, Capuccino und Latte Macchiato. In der Regel enthalten diese Getränke weniger als die Hälfte an Koffein im Vergleich zu Filterkaffee und haben deutlich mehr Geschmack. Wenn

Sie Magermilch hinzufügen, nehmen Sie auch noch Eiweiß und Kalzium
zu sich. Ich trinke gewöhnlich jeden Morgen einen mit Magermilch
zubereiteten Espresso Macchiato.

Sollten Sie lieber Filterkaffee mögen, müssen Sie aufpassen, was
Sie in Ihre Tasse füllen. Normaler Kaffee enthält weder Kalorien noch
Zucker, doch wenn Sie ihn etwas süßer bevorzugen, sollten Sie fettfreie Milch und Süßstoff verwenden.

> »Ich war lebensbedrohlich erkrankt und stellte fest, dass ich ein deutlich gesünderes Leben führen musste, wenn ich die Krankheit überstehen wollte. Aufgrund ihrer einfachen Durchführbarkeit konnte ich mit der 5-Faktor-Diät beginnen, während ich behandelt wurde. Mit diesem Konzept lernte ich, wie mein Körper mit der richtigen Ernährung sein Gewicht halten kann. Die gesunden Essgewohnheiten der 5-Faktor-Diät halfen mir, die Krankheit zu besiegen, und heute lebe ich viel gesünder.«
>
> *Trina Jones, Alter: 25,*
> *bisheriger Gewichtsverlust: 9,5 Kilo.*

3. Tee. Koffeinhaltiger Tee ist ein weiteres wichtiges Getränk, da es dieselbe Ausdauer liefert und die gleichen positiven Auswirkungen auf den Stoffwechsel hat wie Kaffee. Darüber hinaus hat Tee noch eine Reihe weiterer

Vorteile für die Gesundheit. Deshalb sollten Sie Tee in der Küche, in der
Schublade Ihres Schreibtischs, in der Hand- oder Hosentasche vorrätig
haben, sodass Sie immer eine Tasse trinken können, wenn Sie wollen.

Bestimmte Tees – insbesondere jene, die reich an Antioxidantien
wie Polyphenolen sind – stärken nachgewiesenermaßen das Immunsystem,
wenden Erkältungen ab, lindern Schmerzen und verringern sogar das
Risiko, an Krebs zu erkranken. Eine Studie der Rutgers University belegte,
dass TF-2, ein Inhaltstoff des schwarzen Tees, Kolorektalkrebszellen
abtötet, ohne die normalen, gesunden Zellen anzugreifen. Die zu den
Antioxidantien zählenden Polyphenole in einigen Tees können sogar

Herzkrankheiten vorbeugen. Forscher des US-Landwirtschaftsministeriums fanden 2003 heraus, dass Personen, die drei Wochen lang pro Tag 5 Tassen schwarzen Tee tranken (schon wieder diese magische Zahl!), ihren Wert des schädlichen LDL-Cholesterins um elf Prozent senken konnten. Wie bei Kaffee gilt aber auch hier: Sie sollten am Tag nicht mehr als drei Tassen koffeinhaltigen Tee zu sich nehmen. Wenn Sie sowohl Tee als auch Kaffee trinken, ist der tägliche Konsum beider Getränke auf insgesamt drei Tassen zu beschränken. Wenn Sie dieses Limit erreichen, sollten Sie zu Tees und Kaffeesorten ohne Koffein übergehen.

Meine besten Empfehlungen: Schwarzer Tee ist fantastisch, doch auch grüner Tee wird aus gutem Grund sehr gelobt. Es hat sich gezeigt, dass die Polyphenole in diesem seit Jahrhunderten bekannten Getränk gegen bestimmte Krebsarten wirken, Schmerzen lindern und Kalorien verbrennen. Nicht schlecht für ein paar Blätter und etwas Wasser!

Kräutertees sind ebenfalls eine gute Wahl. Im Allgemeinen enthalten sie eine Mischung aus verschiedenen Kräutern, keine Teeblätter. Deshalb haben sie möglicherweise nicht dieselben positiven Auswirkungen auf die Gesundheit wie schwarzer oder grüner Tee. Dennoch sind sie meistens kalorienfrei, enthalten unterschiedlich viele Antioxidantien und bieten eine ganze Palette verschiedener gesundheitlicher Vorteile; sie können beispielsweise gegen Magenschmerzen helfen oder gegen Depressionen wirken.

4. Zuckerfreie Erfrischungsgetränke. Die meisten Menschen lieben eiskalte Erfrischungsgetränke, und das ist auch völlig in Ordnung. Nicht alle Softdrinks sind schlecht für Sie. Das Problem besteht darin, dass die meisten Unmengen an Zucker enthalten – manche bringen es

Getränke

1. Wasser
2. Kaffee
3. Tee
4. Zuckerfreie Erfrischungsgetränke
5. Zuckerfreie Säfte

auf 42 Gramm pro Glas. So nehmen Sie mit jeder Dose oder Flasche schnell 100 bis 200 zusätzliche, unerwünschte Kalorien auf. Deshalb empfehle ich stattdessen kalorienfreie Getränke mit Süßstoff. Auf diese Weise nehmen Sie zu Ihrer Mahlzeit genug Flüssigkeit auf und können den Geschmack genießen, ohne auf die Kalorien achten zu müssen. Im Rahmen der 5-Faktor-Diät sollten Sie allerdings möglichst nur ein Erfrischungsgetränk pro Tag trinken.

Meine besten Empfehlungen: 7 up light, Fanta light oder ähnliche Getränke, die weder Koffein noch Zucker enthalten.

5. Zuckerfreie Säfte. Wie die meisten Erfrischungsgetränke enthalten zahlreiche Fruchtsäfte viel Zucker, obwohl ihre Produktnamen gesund klingen. Deshalb rate ich Ihnen, Säfte mit zugesetztem Zucker zu meiden, denn das sind zusätzliche Kalorien, die Ihr Körper nicht braucht.
Meine besten Empfehlungen: verschiedene Diätsäfte.

Gewürze

1. Fettfreie Mayonnaise. Viele gesunde Nahrungsmittel – wie Thunfisch oder bestimmte Gemüsesorten – können etwas langweilig schmecken. Aus diesem Grund steht fettfreie Mayonnaise ganz oben auf der Liste der wichtigsten 5-Faktor-Lebensmittel. Sie verleiht Thunfischgerichten, Hähnchen- oder Lachssalat und zahllosen anderen Speisen Konsistenz, Struktur und Geschmack.

Wenn Sie fettfreie Mayonnaise nicht mögen, haben Sie vermutlich keines der neueren Produkte probiert. Die meisten der heute erhältlichen fettfreien Marken schmecken wirklich gut und sind frei von Cholesterin und großen Mengen an gesättigten Fetten, die in normaler Mayo enthalten sind.

Meine besten Empfehlungen: fettreduzierte oder fettfreie Mayonnaise beziehungsweise Salatcremes, beispielsweise von Kraft

2. Saucen. Nur weil Sie es gewohnt sind, Salsa zu Speisen zu essen, die nicht gut für Sie sind – wie zum Beispiel Nachos –, heißt das noch lange nicht, dass Saucen aller Art von Ihrem Speiseplan verbannt werden müssen. Bei einer gesunden Mischung aus Tomaten, Zwiebeln und anderen Gemüsesorten ist eine Sauce ganz natürlich und enthält unglaublich wenige Kalorien (etwa 4 Kalorien pro Teelöffel). Auf diese Weise ist sie ein perfekter Ersatz für fette Dips und Aufstriche. Außerdem enthalten Saucen Lycopen – ein Antioxidantium, das gegen Krebs hilft –, überhaupt kein Fett und nur Spuren von Natrium.

Warum ich Salsas so gern mag: Sie verleihen Chilis, Suppen, Salaten und anderen Gerichten einen besonderen Pfiff. Die meisten Saucen, die beim Lebensmittelhändler im Regal stehen, haben wenige Kalorien und enthalten kaum Fett. Trotzdem sollten Sie aufpassen und die Etiketten lesen, denn einige sind durch zugesetzten Zucker kalorienreicher, als man erwarten würde. Solche Produkte sollten Sie auf jeden Fall vermeiden!

Meine besten Empfehlungen: Pace salsas and Newman's Own salsas

3. Senf. Er hat drei Eigenschaften, die ihn zum idealen Lebensmittel machen: Senf verleiht einer Speise in Kombination mit anderen Lebensmitteln Substanz, hat einen konkreten Geschmack und ist fettfrei. (Vermeiden Sie Sorten wie Honig-Senf, die mehr Zucker und Fett enthalten.) Ob scharf, pikant oder normal – Senf fügt eine saure oder süße Note hinzu, sodass die Gerichte mehr Pfiff bekommen.
Meine besten Empfehlungen: Gulden's Spicy Brown Mustard

4. Fettfreie Würzsaucen. Es gibt zahlreiche leckere Würzsaucen zur Auswahl. Drei möchte ich Ihnen besonders ans Herz legen: Sojasauce, Worcester-

Gewürze

1. Fettfreie Mayonnaise
2. Saucen
3. Senf
4. Fettfreie Würzsaucen
5. Mrs. Dash Würzmischung

sauce und Tabasco. Sie sind allen anderen vorzuziehen, da sie ohne Fett und Zucker hergestellt werden und deshalb praktisch keine Kalorien enthalten; trotzdem bringen sie Geschmack, Aroma und Farbe ins Essen. Ich finde Worcestersauce toll, um eine Suppe oder tierisches Eiweiß in Form von Hähnchen oder Fisch aufzupeppen.

Ob sie eine normale Soja- beziehungsweise Worcestersauce verwenden oder eine mit wenig Natrium, ist nicht so entscheidend, da die meisten der wichtigsten 5-Faktor-Lebensmittel natriumarm sind. Wählen Sie die Würzsauce, die Ihnen am besten schmeckt.

Wenn Ihnen Tabasco zu scharf ist, sollten Sie Folgendes bedenken: Studien haben ergeben, dass scharfe Speisen die Verdauung ankurbeln können. Und zu guter Letzt wird ein Spritzer Tabasco Sie dazu bringen, mehr Wasser zu trinken, sodass Ihr Magen schneller voll ist.

Meine besten Empfehlungen: 365 Organic Everyday Value Soy Ginger Sauce von Whole Foods Market und Lea & Perrins Worcestershire Sauce

5. Mrs. Dash. Warum nehme ich lieber dieses altbewährte, natrium- und zuckerfreie Gewürz als all die sonstigen Produkte, die es auf dem Markt gibt? Ich habe nichts gegen andere Marken, doch ich mag die Gewürzmischung von Mrs. Dash besonders gern, da sie in fast allen Gerichten gut schmeckt und die vielseitigste Zutat in meiner Küche ist. Von Fisch und Hähnchen über Gemüse bis hin zu Suppen – diese großartige Kombination von Kräutern macht selbst Amateure zu großartigen Köchen. Wenn Sie nicht genau wissen, wie Sie eine Speise würzen sollen, verwenden Sie einfach ein wenig Mrs. Dash, und es wird garantiert hervorragend schmecken.

Meine besten Empfehlungen: Mrs. Dash Original Blend ist sehr würzig. Leckere Variationen sind auch: Tomato Basil Garlic, Onion & Herb, Southwest Chipotle, und Extra Spicy. Wenn Sie ein paar Sorten zur Auswahl haben, sind Sie für jedes Gericht gewappnet.

Snacks

1. Dörrfleisch. Dieser supermagere Snack muss nicht gekühlt werden, so- dass Sie ihn überallhin mitnehmen können. Normalerweise wird Dörrfleisch aus qualitativ hochwertigem Tiereiweiß hergestellt und enthält sehr wenig Fett oder Kohlenhydrate. Ohne das Fett erhalten Sie ein reines, Muskeln auf-bauendes Protein und müssen sich keine Sorgen um die Kalorien machen.

Da Dörrfleisch gepökelt ist, kann es viel Natrium enthalten. Über den Natriumgehalt sollten Sie sich keine Gedanken machen, da die meisten der wichtigsten 5-Faktor-Lebensmittel von Natur aus natriumarm sind. (Falls Sie meinen, dass Sie zu viel Natrium zu sich nehmen, sollten Sie immer wenn Sie Dörrfleisch essen viel Wasser dazu trinken.) Doch achten Sie auf Zucker: Manche Hersteller setzen dem Dörrfleisch Zucker zu, damit es süßer schmeckt. Bei Dörrfleisch mit Barbecue-Geschmack ist das bei-spielsweise der Fall. Halten Sie sich aus diesem Grund an die Sorten an-derer Geschmacksrichtungen oder solche, die nicht viel Zucker enthalten.

Meine besten Empfehlungen: Ostrim Ostrich Meat Sticks, Pem-mican Turkey Jerky, and Pioneer Turkey Jerky

2. Haferflocken. Eine Schale Haferflocken kann Ihnen helfen, tagsüber einen ausgeglichenen Energielevel beizubehalten, wie eine Studie der Penn State University herausgefunden hat. Das liegt daran, dass Haferflocken viele lösliche Ballaststoffe enthalten, die dafür sorgen, dass der Zucker langsamer in die Blutbahn gelangt.

Ich kaufe am liebsten Packungen mit abgepackten Haferflocken-Portionen, die ich mitnehmen und überall mit ein wenig heißem Wasser zubereiten kann. Lesen Sie beim Einkauf von aromatisierten Haferflocken die Etiket-ten, denn diesen ist häufig Zucker zugesetzt, den Sie vermeiden sollten. Wählen Sie aromatisierte Varianten, die entweder gar keinen oder nur wenig Zucker enthalten.

Snacks

1. Dörrfleisch
2. Haferflocken
3. Nahrungsersatzdrinks
4. Vegetarisches Fleisch
5. Cracker ohne Mehl

Meine besten Empfehlungen: Quick Quaker Oats and Quaker Weight Control Oatmeal mit Zusatz von Ballaststoffen und Protein enthalten wenig Zucker und sind in Geschmacksrichtungen wie Apfel-Zimt und Banane erhältlich.

3. Nahrungsersatzdrinks (RTD – Ready to Drink, Fertiggetränk). Diese Produkte ersetzen eine Mahlzeit und werden in praktischen Dosen, Trinkgefäßen oder in Pulverform zum Mischen verkauft. Im Grunde genommen sind diese Drinks ganze Mahlzeiten in flüssiger Form, die durch Vitamine, Mineralstoffe und genügend Kalorien so angereichert sind, dass Sie davon leben können. Dank einer hervorragenden Mischung aus Eiweiß, Kohlenhydraten und Fett machen sie häufig genauso satt wie ein durchschnittliches Essen. Das Einzige, was normalerweise fehlt, sind Ballaststoffe. Deshalb rate ich, zu solchen Nahrungsersatzdrinks eine Frucht oder einen Ballaststoffcracker zu essen.

Allerdings sollten Sie niemals vergessen, dass diese Fertiggetränke keine »Flüssigdiät« sind. In dem Kapitel »Mode-Diäten funktionieren nicht« (Seite 20) habe ich Ihnen erklärt, dass Flüssigdiäten – bei denen Sie in der Regel Mixgetränke statt fester Nahrung zu sich nehmen – keinen Erfolg haben, weil die Getränke größtenteils aus Wasser bestehen und lediglich so viel Zucker enthalten, dass Ihr Körper gerade noch funktioniert. Die Nahrungsersatzdrinks sind etwas ganz anderes. Gerade als Zwischenmahlzeit unterwegs sind sie perfekt geeignet – aber gewiss nicht als Ersatz für mehrere Mahlzeiten hintereinander.

Meine besten Empfehlungen: Lean Body Ready-to-Drink Shakes or RTDs von Met-Rx und Myoplex

4. Vegetarisches Fleisch. Vegetarische Hot Dogs, Burger und Sauce Bolognese – im Lebensmittelhandel gibt es heutzutage eine große Auswahl an Fleischersatzprodukten. Sie schmecken wunderbar, enthalten sehr wenig Fett, kaum Kohlenhydrate und in der Regel genauso viel Eiweiß wie echtes Fleisch. Außerdem eignen sie sich wunderbar für die Vorratshaltung im Kühlschrank, da sie einen Monat lang haltbar sind – deutlich länger als frisches Hähnchen, Rind oder Fisch. Sollten Sie daran zweifeln, dass Ihnen vegetarisches Fleisch schmeckt, kann ich Sie beruhigen: Lebensmittelproduzenten haben inzwischen die Kunst perfektioniert, Gemüse so zu verarbeiten, dass sie wie Fleisch schmecken.

Denken Sie jedoch daran: Vegetarisches Fleisch ist nicht immer gesünder als »normales« Fleisch. Einige vegetarische Burger und Hot Dogs enthalten deutlich mehr Fett, als ich gutheiße. Deshalb rate ich, dass Sie sich an Produkte mit viel Eiweiß halten, die weniger als 20 Prozent ihrer Kalorien aus Fett beziehen.

Meine besten Empfehlungen: Yves Veggie Cuisine Produkte

5. Cracker ohne Mehl und Vollkornreiswaffeln. Cracker, die aus ganzen Körnern statt aus Mehl hergestellt sind, enthalten etwa fünf Gramm gesunder Ballaststoffe und weniger als zwei Gramm Fett pro Portion. Waffeln aus Vollkornreis sind fettfrei. Diese Snacks mit niedrigem Fettgehalt sind der perfekte »Transportmechanismus« für Proteine, wie ich gerne sage. Belegen Sie den Cracker mit etwas Pute oder Räucherlachs – schon ist der knusprige Imbiss mit viel Eiweiß und niedrigem glykämischen Wert fertig. Cracker auf Vollkornbasis und Vollkornreiswaffeln gibt es in der Reformkostabteilung des Supermarkts oder direkt neben den weniger gesunden Cracker aus normalen Mehl und den gewöhnlichen Reiswaffeln. Das Wort Mehl sollte auf dem Etikett nicht erscheinen – weder in Form von Weizenmehl, noch als Reis- oder Roggenmehl. Auch nach dem Wort Öl sollten Sie Ausschau halten. Am besten sind natürlich die Produkte, die weder Mehl noch Öl enthalten.

Meine besten Empfehlungen: Bran-a-crisp Crackers, Quaker Rice Cakes

Einkaufsliste für die wichtigsten 5-Faktor-Lebensmittel

Hier sind die Nahrungsmittelempfehlungen für meine Promi-Kunden – nun auch für Sie. Damit Sie die aufgeführten 25 essentiellen Lebensmittel immer in Ihrer Küche vorrätig haben, sollten Sie diese Seite kopieren und an Ihren Kühlschrank heften. Achten Sie beim Einkauf darauf, immer jedes Produkt in ausreichender Menge für mindestens eine Woche zu Hause zu haben.

Proteine

✗ Hühnereiweiß
✗ Geflügel
✗ Meeresfrüchte
✗ Milchprodukte
✗ Wildfleisch

Kohlenhydrate

✗ Bohnen
✗ Körner
✗ Brot
✗ Gemüse
✗ Obst

Zuckerfreie Getränke

✗ Wasser
✗ Kaffee
✗ Tee
✗ Zuckerfreie Erfrischungsgetränke
✗ Zuckerfreie Säfte

Gewürze

✗ Fettfreie Mayonnaise
✗ Saucen
✗ Senf
✗ Fettfreie Würzsaucen
✗ Mrs. Dash Würzmischung

Snacks

✗ Dörrfleisch
✗ Haferflocken
✗ Nahrungsersatzdrinks
✗ Vegetarisches Fleisch
✗ Cracker ohne Mehl

EINKAUFEN DER 5-FAKTOR-LEBENSMITTEL

Eine der größten Herausforderungen bei der Einhaltung einer Diät ist die Frage, wie man sie in den persönlichen Alltag integrieren kann. In diesem Kapitel werde ich Ihnen zeigen, wie problemlos der Übergang zu einem gesunden Lebensstil sein kann. Ein wichtiger Schritt besteht darin, Ihr Verhältnis zu Ihrem Lebensmittelladen zu überdenken. Wenn Sie gesünder und cleverer einkaufen wollen, müssen Sie etwas von den Lebensmitteln verstehen, die dort um Ihre Aufmerksamkeit buhlen.

Kluges Einkaufen im Lebensmittelladen

Die Einhaltung der 5-Faktor-Diät erfordert von Ihnen einige gesunde Entscheidungen. Doch bei einem Gang durch den Supermarkt sind diese nicht immer leicht zu treffen. Wo und wie Sie einkaufen ist wichtig, wenn Sie keine Fehler machen wollen. Mit meinen 5-Faktor-Einkaufsregeln stellen Sie sicher, dass jeder Weg zum Lebensmittelladen ohne Probleme verläuft.

1. Gehen Sie früh einkaufen

Selbst wenn Sie kein Morgenmensch sind, sollten Sie sich Mühe geben, früh am Tag zum Lebensmittelladen zu gehen. Ihr Körper wird sich dafür bedanken. Mit dem frühen Einkaufen vermeiden Sie nicht nur die Menschenmengen des Nachmittags, sondern können auch unter den frischesten Lebensmitteln auswählen – denn die meisten Märkte legen ihre frischen Waren morgens aus. Sie können die besten Fleischstücke, das schönste Obst und Gemüse kaufen und damit auch die Chancen verbessern, Lebensmittel mit einem hohen Nährstoffgehalt zu bekommen. Wenn Sie später am Tag einkaufen gehen, erhalten Sie die restlichen, älteren Produkte, die wahrscheinlich schon Nährstoffe verloren haben.

2. Mit vollem Magen losgehen

Es ist fatal, wenn Sie mit leerem Magen Lebensmittel einkaufen, denn Ihr Magen verlangt verzweifelt nach Nahrung, um die Leere zu füllen – möglichst etwas mit viel Zucker und Fett. Deshalb sollten Sie direkt nach der ersten (Frühstück) oder zweiten Mahlzeit (Imbiss am späten Vormittag) losgehen. Dann sind Sie satt und lassen sich weniger leicht verführen, Lebensmittel zu kaufen, die nicht gut für Sie sind.

5-Faktor-Regeln im Lebensmittelmarkt

1. Früh einkaufen.
2. Mit vollem Magen losgehen.
3. Auf die äußeren Gänge konzentrieren.
4. Stets Einkaufsliste mitnehmen.
5. Immer im selben Geschäft einkaufen.

3. Auf die äußeren Gänge konzentrieren

Die meisten Lebensmittelmärkte sind ähnlich aufgebaut und bieten die gesündesten und nährstoffreichsten Lebensmittel in den äußeren Bereichen an. Drehen Sie in den Außengängen eine Runde: Dort werden Sie mit großer Wahrscheinlichkeit alle Lebensmittel für die 5-Faktor-Diät finden – einschließlich Obst, Gemüse, Milchprodukten und Fleisch. Meiden Sie möglichst die inneren Gänge, denn dort gibt es die Produkte mit höherem Fettgehalt und geringerem Nährwert. Die einzige Ausnahme von dieser Regel ist der Gang mit den Tiefkühltruhen, der sich in der Regel nicht im äußeren Bereich des Geschäfts befindet. Diesen Gang mag ich beim Einkauf für die 5-Faktor-Diät besonders. (Siehe »Die Tiefkühltruhe – das Highlight für jeden Diäthalter«, Seite 95.)

4. Stets Einkaufsliste mitnehmen

Gehen Sie nie ohne eine wohldurchdachte Einkaufsliste in den Supermarkt. Wenn Sie nicht genau wissen, was Sie wollen, ist die Gefahr größer, dass Sie spontan ungeeignete Produkte kaufen – oder Sie vergessen, genügend 5-Faktor-Lebensmittel zu besorgen. Denken Sie daran, dass Sie bei jeder Mahlzeit Nahrungsmittel aus allen fünf 5-Faktor-Kategorien essen müssen, um die besten Ergebnisse zu erzielen; wenn sie eine Kategorie vergessen, hemmt das Ihren Fortschritt.

Ich weiß, dass Sie viel zu tun haben, also kopieren Sie einfach die »Einkaufsliste für die wichtigsten 5-Faktor-Lebensmittel« auf Seite 91, um sicherzustellen, dass Sie immer die richtigen 5-Faktor-Lebensmittel in Ihrer Küche haben.

5. Immer im selben Geschäft einkaufen

Wenn Sie ein Geschäft gefunden haben, das alle Lebensmittel für die 5-Faktor-Diät vorrätig hat, sollten Sie Frust vermeiden und möglichst nur noch in diesem Laden einkaufen. Da Sie den Aufbau des Geschäfts kennen, finden Sie leichter, was Sie haben wollen, und können die Gänge mit den »schlechten« Produkten besser vermeiden. Wer immer wieder in unbekannte Supermärkte geht, verläuft sich leichter und kommt eher an ungesunden, verführerischen Leckereien vorbei.

Die Tiefkühltruhe – das Highlight für jeden Diäthalter

Die meisten Menschen, die eine Diät halten, schrecken vor den Tiefkühltruhen zurück – und das hat auch seinen Grund. Denn hier liegen einige der verführerischsten, dick machenden Lebensmittel, von Eis bis hin zu riesigen Pizzas, deren Verpackung beinahe mehr Nährstoffe hat als das darin enthaltene Produkt. Viele Diäthalter, die sich in diesen Bereich des Lebensmittelmarktes vorwagen, gehen schnell an all den gefrorenen Desserts vorbei und steuern direkt auf die abgepackten und teuren Diätgerichte von Weight Watchers und Co zu. Falls Sie sich in dieser Beschreibung wiedererkennen, verpassen Sie viele tolle Lebensmittel, welche die Tiefkühltruhen zu bieten haben – insbesondere für die 5-Faktor-Diät.

Jedes Produkt hat einen gewissen Nährwert, doch die Proteine, Vitamine und Mineralstoffe halten sich nicht ewig. Ab dem Augenblick, in dem ein Nahrungsmittel gepflückt, gefangen oder getötet wird, läuft seine Nährwertuhr. Alles, was mit diesem Lebensmittel von diesem Moment an passiert, lässt es altern und hat eine Auswirkung auf den Nährwertgehalt, den es hat, wenn Sie es schließlich essen. Je mehr Menschen das Produkt bearbeiten, desto höher ist das Risiko von Verunreinigungen mit Bakterien oder Viren. Jede Person, die es anfasst, kann Quetschungen oder andere Schäden verursachen. Je länger ein Lebensmittel in einer Kiste oder einem LKW lagert, desto mehr leidet es. Wenn es Sonnenlicht ausgesetzt ist, können ebenfalls einige seiner wichtigen Nährstoffe abgebaut werden.

Deshalb sind die Tiefkühltruhen für den Diäthalter ein wahres Paradies. Nachfolgend können Sie die 5 wichtigsten Gründe nachlesen, weshalb Sie den Tiefkühlbereich des Supermarkts nicht länger meiden sollten.

1. Sie enthalten mehr Nährstoffe

Tiefgekühlte Lebensmittel wie Obst oder Gemüse werden fast unmittelbar nach der Ernte schockgefroren. Also gehen sie durch die Hände von weniger Menschen. Normalerweise werden sie in Verpackungen verkauft, die undurchlässig sind für Licht. So bleiben alle Nährstoffe der Lebensmittel erhalten.

Das bedeutet, dass Erdbeeren, die sie tiefgefroren kaufen, so viele Nährstoffe enthalten wie an dem Tag, an dem sie gepflückt worden sind. Nachdem sie aufgetaut sind, schmecken sie auch genauso frisch und lecker. Erdbeeren, die sie frisch in der Obstabteilung des Lebensmittelmarkts kaufen, haben hingegen eine unbekannte Geschichte. Es kann sein, dass sie in einem anderen Land gepflückt worden sind, bevor sie gesiebt, sortiert, verpackt, gelagert, gebündelt und zu einem Auslieferungslager transportiert wurden, um danach zu Ihrem Lebensmittelhändler geliefert und dort ausgestellt zu werden. Möglicherweise wurden sie bis zu zehn Tage lang von Fremden angefasst und dem Sonnenlicht ausgesetzt. Wenn Sie dann die Erdbeeren essen, sind sie bereits alt.

Tatsächlich haben die amerikanische Arzneimittelzulassungsbehörde (Food and Drug Administration, FDA) und das US-Landwirtschaftsministerium (United States Department of Agriculture, USDA) zahlreiche frische Früchte und Gemüse mit den tiefgekühlten Äquivalenten verglichen und herausgefunden, dass die beiden Versionen relativ übereinstimmende Nährwertprofile haben. In manchen Fällen war der Nährwertlevel der tiefgefrorenen Produkte sogar höher.

Vorteile von tiefgekühlten Lebensmitteln

1. Sie enthalten mehr Nährstoffe.

2. Sie sind praktisch.

3. Sie helfen, Geld zu sparen.

4. Sie bieten eine große Vielfalt.

5. Mehr gesunde Lebensmittel immer und überall verfügbar.

2. Sie sind praktisch.

Ich liebe rohes Gemüse, doch manchmal ist ein Beutel tiefgefrorenen Mischgemüses einfach praktischer. Bei frischem Gemüse müssen Sie viel putzen, schälen und schneiden. Wenn Sie Tiefkühlgemüse verwenden, wurde Ihnen all diese Arbeit bereits abgenommen. Nachdem Sie einen Beutel Tiefkühl-Mischgemüse geöffnet haben, können Sie den Inhalt sofort in ein Pfannengericht rühren oder zu einer Beilage verwandeln. Mit gefrorenem Fleisch oder

Fisch sparen Sie sogar noch mehr Zeit. Das lästige Putzen entfällt – einfach auftauen, und schon können Sie mit dem Kochen loslegen.

3. Sie helfen, Geld zu sparen.

Viele meiner Kunden glauben, dass Tiefkühlkost teurer ist. Doch Sie müssen berücksichtigen, wie oft Sie schon frisches Hähnchen, Fisch, Obst oder Gemüse wegwerfen mussten, weil sie zu lange im Kühlschrank gelegen hatten. Das passiert jedem. Bei gefrorenen Lebensmitteln müssen Sie selten etwas wegwerfen, da es verdorben ist. Die meisten Produkte bleiben in der Tiefkühltruhe mehrere Monate lang frisch.

4. Sie bieten eine große Vielfalt.

Ich bin ein großer Beeren-Liebhaber, aber sie haben nicht so oft Saison, wie ich sie gerne essen würde. Zum Glück bekomme ich sie immer in der Tiefkühlabteilung – ebenso wie alle anderen Früchte, die gerade nicht frisch zu bekommen sind.

Ich empfehle Ihnen, einen großen Beutel Pfannengemüse in Ihre Tiefkühltruhe zu legen. Warum? Weil viele Diäthalter immer wieder dieselben Gemüsesorten essen. Verstehen Sie mich nicht falsch: Gemüse zu essen, ist gut. Doch verschiedene Arten enthalten oft unterschiedliche Mengen an Vitaminen und Mineralstoffen. Wenn Sie stets nur die gleichen ein oder zwei Gemüsesorten essen, nehmen Sie vielleicht viel Vitamin A auf, aber zu wenig Eisen oder Vitamin C. Durch eine Handvoll Pfannengemüse – ich esse es gern gedämpft – steht Ihnen immer eine Mischung zur Verfügung, sodass Sie garantiert einen ausgewogenen Nährstoff-Mix bekommen.

5. Mehr gesunde Lebensmittel immer und überall verfügbar

Es ist toll, eine Menge gesunder Lebensmittel zur Verfügung zu haben; doch es ist nicht unbedingt praktisch, zehn Pfund Hähnchenbrust aus der Fleischabteilung auf einmal zu kaufen! Es gibt aber auch die Möglichkeit, Fleisch ebenso wie Obst und Gemüse in Packungen mit zwei bis fünf Kilogramm Inhalt in der Tiefkühlabteilung auszuwählen. Vielleicht kommt es Ihnen merkwürdig vor, große Mengen auf Vorrat zu kaufen, doch es ist zu Ihrem Vorteil. Auf diese Weise haben Sie garantiert immer gesunde Lebensmittel zu Hause (und weniger Platz, ungesunde Nahrung zu lagern). Wenn Ihre Tiefkühltruhe gut gefüllt ist, werden Sie niemals hungrig in den Supermarkt gehen müssen und laufen also auch nicht Gefahr, etwas einzukaufen, was nicht zur 5-Faktor-Diät passt.

Tipps zum Einkauf von Tiefkühlkost

1. Kaufen Sie rohes Gemüse – nie mit Käsesauce oder Butter!
2. Beim Kauf von Obst sollten Sie das Etikett lesen. Die Packung sollte nur das Obst selbst enthalten, keinen Sirup.
3. Falls Sie Fleisch aussuchen, drücken Sie die Packung leicht ein. Wenn Sie ein Knirschen hören oder spüren, liegt möglicherweise Gefrierbrand vor.
4. Bedienen Sie sich immer aus dem hinteren Teil der Tiefkühltruhe, denn dort sind die Lebensmittel besser gekühlt.
5. Lesen Sie die Zubereitungshinweise. Manche Tiefkühlprodukte sind vorgekocht, sodass sie möglicherweise mehr Zucker oder schlechte Fette enthalten als Rohware.

Die Wahl der besten Süßungsmittel

Wenn Sie gesunde Lebensmittel einkaufen gehen, werden Sie auf viele kalorienreduzierte Produkte stoßen. Das mag verlockend sein, doch es ist wichtig, genau zu wissen, welchen natürlichen oder künstlichen Zuckerersatz sie enthalten. Einige der Süßungsmittel sind hervorragend geeignet, für kalorienfreien Geschmack zu sorgen, während viele andere nicht zu empfehlen sind.

Die sieben gängigsten Süßungsmittel

Bei diesem Punkt muss ich mein 5er-Konzept für einen Moment verlassen, um mich den sieben heute gängigsten Süßungsmitteln zu widmen: Saccharose, Turbinado, Honig, Aspartam, Saccharin, Sucralose (Splenda) und Stevia. Auf der Grundlage der folgenden Fakten sollten Sie selbst entscheiden, welche Süßungsmittel Sie verwenden möchten – und Sie werden einiges erfahren, was Ihnen die Hersteller dieser Produkte nicht sagen würden. Lesen Sie hier die Wahrheit über Süßungsmittel und meine Empfehlungen.

Saccharose (oder Zucker). Zucker ist das am weitesten verbreitete Süßungsmittel der Welt. Er wird aus Zuckerrohr oder Zuckerrüben gewonnen, ist gereinigt und kristallisiert. Zucker enthält keine Vitamine, Mineralstoffe, Ballaststoffe, Aminosäuren oder Spurenelemente. Aus ernährungswissenschaftlicher Sicht mag er wertlos sein, doch aufgrund seines Geschmacks und des schnellen Energiekicks, den er verschafft, ist es schwer, auf ihn zu verzichten.

Leider lässt der Energieschub gewöhnlich genauso schnell nach, wie er gekommen ist. Und danach fühlen Sie sich träger als vor dem Essen. Dieser Effekt wird »reaktive Unterzuckerung« genannt. Sie müssen sich das folgendermaßen vorstellen: Wenn Sie Zucker essen, ist das, als ob Sie bei einem Auto das Gaspedal

»Mein größtes Problem bestand darin, eine Diät zu finden, die sich in meinen geschäftigen Alltag integrieren ließ. Zwischen Arbeit, Reisen und meiner Familie hatte ich keine Zeit, für meine Fitness zu sorgen. Ihre Diät war so leicht einzuhalten, mit zweckmäßiger Auswahl der Lebensmittel und einfachen Ersatzlösungen. Die schnellen Veränderungen, die ich feststellen konnte, steigerten meine Motivation noch weiter. Danke schön!«
David Widman. Alter: 41,
Gewichtsverlust: 7 Kilo in 4 Wochen

durchträten und dann den Fuß vom Gas nähmen, sodass das Auto zu seiner normalen Geschwindigkeit zurückkehrt. Das Auto wird jedoch nicht nur das Tempo erreichen, das es vor der Beschleunigung hatte, sondern noch etwas mehr verlangsamen (und schließlich sogar ganz stehen bleiben). Wenn Sie Zucker essen, sinkt Ihr Energielevel letztlich unter das Ausgangsniveau, sodass Sie danach noch mehr Zucker zu sich nehmen wollen.

Das ist ein Teufelskreis – und der Grund dafür, dass wir so wild auf Süßigkeiten sind. Doch dieser Konsum hat seinen Preis. Ebenso wie Kohlenhydrate mit einem hohen glykämischen Wert verursacht Zucker einen Anstieg des Insulins, der den Körper dazu veranlasst, Kalorien in Form von Fett einzulagern – selbst wenn Sie fettfreie Süßigkeiten essen. Wissenschaftliche Untersuchungen haben ergeben, dass Zucker auf den Blutzuckerspiegel dieselbe Auswirkung hat wie andere Kohlenhydrate. Kalorie für Kalorie lässt Zucker in etwa demselben Ausmaß wie Stärke in Weißbrot oder normalen Kartoffeln den Blutzuckerwert ansteigen.

Turbinado. Möglicherweise kennen Sie diesen Namen nicht, haben das Produkt aber schon in hellbrauner Verpackung im Regal stehen sehen. Es handelt sich um braunen, groben »Rohzucker«, der besser für die Gesundheit sein soll, da er ganz natürlich und chemikalienfrei ist. (Im Gegensatz dazu ist der handelsübliche weiße Zucker mit Dingen wie Phosphorsäure, Schwefeldioxid und Bleichmitteln behandelt, um nur einige wenige Stoffe aufzuzählen!) Turbinado wird in der Regel hergestellt, indem aus zerdrücktem Zuckerrohr der Saft gepresst wird. Was nach der Verdunstung übrig bleibt, wird durch eine riesige Zentrifuge gedreht. Da Turbinado nicht chemisch behandelt wird, vermutet man, dass er mehr Vitamine und Mineralstoffe enthält.

Doch das stimmt nicht! Die meisten Menschen nehmen fälschlicherweise an, dass Turbinado gesünder ist als raffinierter Zucker, da er nicht gebleicht wird. Diese Vermutung bewegt die Menschen sogar dazu, mehr davon zu nehmen als wenn sie normalen weißen Zucker verwenden würden. Doch nur weil etwas dunkler ist, muss es nicht zwangsläufig besser sein! Weißer und brauner Zucker mögen zwar hinsichtlich ihrer Eigenschaften und des Geschmack unterschiedlich sein, aber Ihr Körper reagiert auf beide in derselben Weise – mit einer Insulinausschüttung und der Einlagerung von Fett.

Honig. Ich empfehle Honig nicht. Honighersteller geben zahlreiche Gesundheitsversprechen und behaupten, ihr Produkt könne gegen Krebs und Herzerkrankungen schützen, da es Antioxidantien und bestimmte Enzyme enthält. Das Problem besteht darin, dass Honig – wie unraffiniert und natürlich er auch sein mag – trotzdem nichts anderes ist als reiner Zucker. Um genau zu sein: ein Invertzucker, der durch ein Enzym im Bienennektar entsteht und eine extrem dichte, zähflüssige Konsistenz hat. Honig enthält bestenfalls Spuren von Antioxidantien, Vitaminen und Mineralstoffen. Das gilt für alle Sorten – egal, ob es sich um Sonnenblumenhonig, Kleehonig oder Waldhonig handelt.

Honig sollte niemals Obst und Gemüse ersetzen, die deutlich mehr Antioxidantien und viel weniger Zucker enthalten. Wenn Sie eine einzige Frucht essen, nehmen Sie deutlich mehr Antioxidantien und Nährstoffe auf, als Ihnen Honig als Süßungsmittel jemals liefern kann. Das ist der falsche Ansatz.

Aspartam. Möglicherweise kennen Sie diesen Süßstoff unter einem anderen Namen (beispielsweise NutraSweet oder Canderel). Aspartam ist ein kalorienarmer Zuckerersatzstoff, der im Vergleich mit Zucker etwa eine 200-fache Süßkraft hat. Allerdings eignet es sich nicht so gut zum Süßen warmer Getränke, da es bei hohen Temperaturen an Süßkraft verliert. Deshalb müssen Tee- oder Kaffeetrinker mehr davon verwenden, um dieselbe Wirkung zu erzielen.

Dieser Süßstoff hat eine kontroverse Diskussion ausgelöst, da er aus Methylalkohol gewonnen wird, der eine potentiell toxische Wirkung haben kann. Trotzdem wurde nachgewiesen, dass Aspartam für den menschlichen Konsum geeignet ist. Dennoch müssen Menschen mit einer seltenen Stoffwechselerbkrankheit (Phenylketonurie, PKU) bei der Verwendung von Aspartam aufpassen, da es das Enzym Phenylalanin enthält, das sie meiden sollten. Aus diesem Grund steht auf einigen Etiketten der Hinweis »Dieses Produkt enthält Phenylalanin.« Schwangeren wird geraten, Aspartam nicht zu nutzen, da die Konsequenzen, falls das ungeborene Baby unter PKU leidet, nicht absehbar sind.

Ich selbst mag den Geschmack von Aspartam nicht. Falls Sie es nehmen möchten, würde ich Ihnen empfehlen, nur kleine Mengen zu verwenden.

Saccharin. Dieser Zuckerersatzstoff ist beispielsweise in den bekannten Marken Natreen und Assugrin enthalten. Saccharin ist so beliebt, da man damit sowohl heiße als auch kalte Speisen und Getränke süßen kann und

Was versteht man unter dem »Tagesbedarf«?

Der Tagesbedarf (Daily Value, DV) ist die Grundlage für die Interpretation von Lebensmitteletiketten. Diese Angaben sagen Ihnen, wie sich eine Portion des Nahrungsmittels in einen typischen Plan mit 2.000 Kalorien täglich einfügt. (Wenn Sie mehr oder weniger als 2.000 Kalorien zu sich nehmen, müssen Sie den Tagesbedarf entsprechend anpassen.) Auf einen Blick können Sie erkennen, ob ein Lebensmittel von einem bestimmten Nährstoff viel oder wenig enthält. So kann Ihnen ein Etikett beispielsweise sagen, dass ein bestimmtes Produkt 13 Prozent des empfohlenen Tagesbedarfs an Kohlenhydraten oder 35 Prozent des Fettbedarfs deckt. Außerdem können Sie auf diese Weise leicht die Nährstoffe verschiedener Lebensmittel miteinander vergleichen, sofern die zugrunde liegende Portionsgröße übereinstimmt.

Für Zucker, Eiweiß und Transfettsäuren gibt es keinen Tagesbedarf, sodass sie nicht mit einer Prozentzahl aufgeführt sind. Die amerikanische Zulassungsbehörde (FDA) hat jedoch ermittelt, wie viel Eiweiß ein Mensch im Durchschnitt täglich zu sich nehmen sollte. Und da die FDA nicht empfiehlt, Zucker und Transfettsäuren zu essen, hat sie dafür natürlich auch keinen Tagesbedarf festgelegt.

es kalorienarm ist. Es gibt Menschen, die Bedenken gegenüber diesem Süßungsmittel hatten, da ältere Studien ergaben, dass bei Ratten, die große Mengen Süßstoff gefressen hatten, das Risiko einer Krebserkrankung erhöht war. Neuere Untersuchungen konnten jedoch beweisen, dass Saccharin in den kleinen Mengen, die Menschen zu sich nehmen, sicher ist. Doch ich will ehrlich sein: Ich bin kein großer Freund von Saccharin. Nachdem eine Studie 1977 gezeigt hatte, dass Ratten nach der Fütterung mit Saccharin Blasenkrebs bekamen, wurde in Kanada (woher ich ursprünglich stamme) der Verkauf dieses Süßstoffes verboten. Es ist auch heute noch dort nicht zu kaufen – und diese Tatsache spricht für sich. Wenn Sie Saccharin als Ersatz für Zucker verwenden möchten, empfehle ich, die Mengen zur Sicherheit so gering wie möglich zu halten.

Stevia. Stevia ist ein natürlicher Süßstoff, der aus der Pflanze Stevia rebaudiana gewonnen wird. Jahrzehntelang wurde es weltweit, insbesondere in Japan, verwendet. Seine Süßkraft ist 300-mal so hoch wie die des herkömmlichen Zuckers. Erhältlich ist das kalorienfreie Stevia im Naturkostladen. Manchmal wird es als beliebteste Alternative zum Zucker beworben. Die FDA hat es allerdings nicht als Süßstoff zugelassen. Warum nicht? Einige Studien haben gezeigt, dass Stevia Krebs verursachen und gesundheitliche Probleme der Geschlechtsorgane hervorrufen kann. Aus diesem Grund ist es in Kanada und einigen anderen Ländern nicht als Zuckerersatzstoff zugelassen. Die FDA war der Ansicht, dass Stevia bei sparsamem Gebrauch absolut ungefährlich ist, aber gesundheitliche Beschwerden auslösen könnte, wenn es als Süßstoff auf den Markt kommen dürfte. Stevia kann den Geschmack von Speisen und Getränken verändern.

Sucralose (Splenda). Sucralose ist 600-mal süßer als Zucker, der neuste kalorienarme Süßstoff auf dem Markt – und der Zuckerersatzstoff, den ich Ihnen empfehlen möchte. Im Grunde ist Sucralose normaler Zucker, der gechlort wurde. Durch diesen Prozess wird der Zucker so behandelt, dass er den Blutzuckerspiegel nicht ansteigen lässt. Er entfaltet seine Süßkraft in kalten und heißen Getränken oder Speisen.

Bislang hat die Wissenschaft keine Nachteile von Sucralose entdeckt. In Kanada wird dieser Süßstoff seit nunmehr ungefähr 15 Jahren verwendet.

Lebensmitteletiketten interpretieren

Bevor ich beginne, mit Kunden zu arbeiten, gebe ich ihnen Material über Ernährung zum Lesen. Wir sprechen alles zusammen durch, und ich zeige ihnen, wie sie kochen sollen – ob sie wollen oder nicht. Wenn Sie meine Speisen probieren möchten, müssen sie mir zusehen, wie ich sie zubereite. Warum? Weil sie etwas lernen sollen. Wenn sie erst einmal verstanden haben, wie ihr Körper die Nahrung verarbeitet, die sie zu sich nehmen, fällt es ihnen noch leichter, die 5-Faktor-Diät einzuhalten. Sie gewinnen Vertrauen in das Programm, das anhält, auch wenn ich nicht anwesend bin. Sie können meine Ratschläge befolgen, ohne mich fragen zu müssen, warum sie funktionieren.

Zahlreiche Diätbücher schreiben Ihnen vor, was Sie essen sollen, und erklären vielleicht auch ein wenig, warum Sie sich auf diese Weise ernähren sollten. Doch sie versetzen Sie nicht in die Lage, selbst gute Entscheidungen zu treffen. Wenn Sie interpretieren können, was die Lebensmittel enthalten, verleiht Ihnen dies Macht. Sie können schließlich selbst Ihren Kühlschrank und die Vorratskammer durchforsten – möglicherweise zum ersten Mal in Ihrem Leben – und erkennen, was sich für Ihre gesunde Ernährung eignet und was nicht.

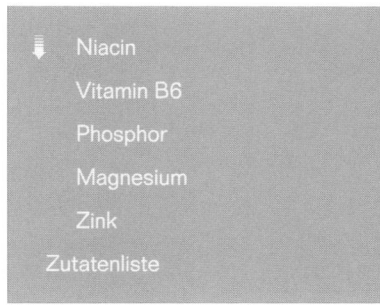

Niacin

Vitamin B6

Phosphor

Magnesium

Zink

Zutatenliste

Was Sie wissen müssen

In diesem Buch lernen Sie auch etwas über Ernährungswissenschaft. Dieses Wissen hilft Ihnen auch dabei zu verstehen, was sich in Ihrer Nahrung verbirgt. Und dazu müssen Sie die Nährwertangaben auf einem Etikett richtig lesen können – das ist das Wichtigste, was ich Ihnen beibringen kann. Im Folgenden erläutere ich, was die Angaben auf dem Etikett aussagen und was die Zahlen für Sie bedeuten.

Portionsgröße. Diese Zahl gibt an, welche Menge des Nahrungsmittels verwendet wurde, um die Nährwerte zu ermitteln. Damit es für Sie leichter ist, diese Angaben mit anderen, ähnlichen Lebensmitteln zu vergleichen, entsprechen die Maße meistens dem Standard. Zunächst wird die Portionsgröße beschrieben (zum Beispiel ½ Tasse oder 6 Stücke), dann deren Gewicht angegeben (beispielsweise 100 Gramm).

5-Faktor-Fakt: Die meisten Menschen essen deutlich mehr als die empfohlene Portionsgröße. Versuchen Sie, den Packungsinhalt in die angegebenen Portionsgrößen zu unterteilen, damit Sie besser im Blick haben, wie viele Portionen von diesem Nahrungsmittel Sie wirklich essen.

Packungsgröße. Diese Angabe steht für die ungefähre Anzahl an Portionen in der Packung.

5-Faktor-Fakt: Das ist eine ausgesprochen hilfreiche Information. Manche Nahrungsmittel haben eine sehr kleine Portionsgröße, sodass die Kalorienzahl pro Portion niedrig zu sein scheint. Allerdings nur, wenn man nicht genauer nachrechnet. Wenn Sie die Anzahl der enthaltenen Portionen mit dem Kaloriengehalt pro Portion multiplizieren, sagt Ihnen das Ergebnis, wie viele Kalorien die gesamte Packung hat.

Kalorien und Kalorien aus Fett. Sie können dem Etikett nicht nur entnehmen, wie viele Kalorien eine Portion enthält, sondern auch, welcher Anteil dieser Kalorien aus Fett stammt.

5-Faktor-Fakt: Wenn in der Rubrik »Kalorien aus Fett« eine hohe Zahl steht, muss das nicht zwangsläufig schlimm sein. Bei gesunden Fetten wie Olivenöl stammen sämtliche Kalorien aus Fett.

Gesamt-Fettgehalt. Diese Angaben kombiniert die Grammangaben aller Fettarten: gesättigte Fette, Transfettsäuren, mehrfach und einfach ungesättigte Fette.

5-Faktor-Fakt: Die FDA empfiehlt, nicht mehr als 65 Gramm Fett pro Tag zu essen.

Gesättigtes Fett. Diese Zahl gibt an, wie viel Gramm gesättigte Fette in jeder Portion enthalten sind.

5-Faktor-Fakt: Der FDA zufolge sollten Sie täglich maximal 20 Gramm solchen ungesunden Fettes zu sich nehmen. Ich rate Ihnen, von diesem gefährlichen Fett noch deutlich weniger zu essen.

Transfettsäuren. Diese Angabe zeigt, wie viel Gramm Transfettsäuren in jeder Portion enthalten sind.

5-Faktor-Fakt: Seit Januar 2006 fordert die FDA von allen Lebensmittelproduzenten, Transfettsäuren auf den Etiketten aufzulisten. Das ist gut so, denn zuvor war es schwer, herauszufinden, welche Nahrungsmittel diese gefährliche Form des Fetts enthalten. Da Ihr Körper das schlechte Fett nicht braucht, gibt es dafür auch keine empfohlene Tagesdosis. Sie sollten davon so wenig wie nur irgend möglich essen.

»Harleys Trainingsprogramm entspricht hundertprozentig meinem Stil. Es kostet nicht viel Zeit, motiviert, und man fühlt sich gut (vor allem wenn andere Menschen es wahrnehmen!). Der Schwerpunkt liegt nicht auf dem Hungern, sondern auf einem gesunden Leben. Deshalb hat man nicht das Gefühl, Lebensmittel, die man besonders mag, zu vermissen. Wer mal damit angefangen hat, wird süchtig danach, am besten auszusehen, sich am besten zu fühlen und am besten zu leben.«
Alicia Keys, mit einem Grammy ausgezeichnete Sängerin / Songwriterin

Mehrfach ungesättigte Fette. Damit ist die Gesamtmenge an mehrfach ungesättigten Fetten in Gramm und pro Portion gemeint.

5-Faktor-Fakt: Im Gegensatz zu gesättigtem Fett lässt mehrfach ungesättigtes Fett den Cholesterinspiegel nicht ansteigen. Es senkt sogar die Menge des »bösen« Cholesterins, das Low Density Lipoprotein (LDL) genannt wird.

Einfach ungesättigte Fette. Diese Zahl gibt die Gesamtmenge an einfach ungesättigten Fetten in Gramm und pro Portion an.

5-Faktor-Fakt: Olivenöl ist eine besonders gute Quelle für einfach ungesättigte Fette und liefert beispielsweise eine hervorragende Grundlage für ein Salatdressing.

Cholesterin. Diese Angabe entspricht dem in einer Portion enthaltenen Cholesterins in Milligramm.

Gute Neuigkeiten für Allergiker

Jedes Jahr müssen in den Vereinigten Staaten 30.000 Menschen aufgrund von allergischen Reaktionen auf Lebensmittel in der Notaufnahme der Krankenhäuser behandelt werden, und 150 sterben an den Folgen. Heute gibt es neue Gesetze zur Kennzeichnungspflicht von Nahrungsmitteln, die möglicherweise dazu beitragen, solche Probleme zu vermeiden. Seit dem 1. Januar 2006 fordert die FDA, dass auf Lebensmitteletiketten eindeutig angegeben werden muss, falls diese Proteine eines der acht wichtigsten Allergene enthalten: Milch, Eier, Fisch, Meeresfrüchte, Nussfrüchte, Erdnüsse, Weizen und Sojabohnen. Wenn Sie auf diese Lebensmittel allergisch sind, müssen Sie die Zutatenliste lesen: Etwaige problematische Zutaten sind zusammen mit der Quelle des Lebensmittelallergens aufgeführt.

5-Faktor-Fakt: Ihr Körper braucht zwar Cholesterin für die Hormonproduktion und andere Körperfunktionen, doch Ihre Leber produziert Cholesterin auch selbst. Aus diesem Grund sollten Sie pro Tag nicht mehr als 300 Milligramm davon zu sich nehmen.

Natrium. Diese Zahl gibt den Natriumgehalt pro Portion in Milligramm an.

5-Faktor-Fakt: Über eine zu große Menge an Natrium in der Nahrung mache ich mir nicht allzu viele Sorgen, da nur ein sehr kleiner Teil der Bevölkerung darauf achten muss. Natrium ist relativ harmlos und verlässt den Körper recht schnell. Die FDA empfiehlt, täglich maximal 2.400 Milligramm aufzunehmen. Wenn Sie hohen Blutdruck oder Probleme mit den Nieren haben, sollten Sie stärker darauf achten, nicht zu viel Natrium zu essen.

Gesamt-Kohlenhydratgehalt. Diese Angabe entspricht dem Gesamtgehalt jedes Kohlenhydrattyps – Ballaststoffe, Zucker und andere Quellen – pro Portion in Gramm.

5-Faktor-Fakt: Die FDA empfiehlt, täglich maximal 300 Gramm Kohlenhydrate zu essen. Wie Sie bereits wissen, rate ich Ihnen, lediglich

Kohlenhydrate mit einem niedrigen oder mittleren glykämischen Wert zu wählen. Doch den Etiketten der Lebensmittel können Sie nicht entnehmen, wie hoch der glykämische Wert der Kohlenhydrate ist. Um das herauszufinden, können Sie die Datenbank auf der Internetseite www. glycemicindex.com verwenden.

Ballaststoffe. Diese Zahl gibt an, wie viel Gramm Ballaststoffe – lösliche und nicht lösliche – in einer Portion enthalten sind. Diese Menge ist im Gesamt-Kohlenhydratgehalt inbegriffen, doch Ballaststoffe haben weniger Auswirkungen auf den Blutzuckerspiegel als andere Arten von Kohlenhydraten. Wenn eine Speise 5 oder mehr Gramm Ballaststoffe pro Portion enthält, empfiehlt die American Diabetes Association deshalb, diese Zahl vom Gesamtgehalt an Kohlenhydraten abzuziehen.

5-Faktor-Fakt: Es gibt zwei Arten von Ballaststoffen: lösliche und nicht lösliche. Auf Lebensmitteletiketten müssen diese allerdings nicht getrennt aufgeführt werden. Trotzdem teilen viele Hersteller irgendwo auf der Verpackung mit, wie viel Gramm an unlöslichen Ballaststoffen ihr Produkt enthält.

Zucker. Diese Angabe sagt Ihnen, wie viel Gramm Zucker eine Portion enthält. Manchmal sind auch »Zuckeralkohole« oder »Zuckeraustauschstoffe« aufgelistet. Zuckeralkohole wirken sich nicht so stark auf Ihren Blutzuckerspiegel aus wie Zucker, haben jedoch im

»Ich habe dieses neue Programm nicht in erster Linie angefangen, um ein paar Pfunde loszuwerden, sondern um meinen Körper im mittleren Alter in Form zu bringen. Mein Po und meine Schenkel begannen, schlaff zu werden. Ich wusste nicht, welche Lebensmittel gut für mich waren und welche ich vermeiden sollte; doch mit den ernährungswissenschaftlichen Erklärungen der 5-Faktor-Diät lernte ich, worauf ich bei jeder Mahlzeit achten sollte.«

Mashell Smith, Alter: 44,

bisheriger Gewichtsverlust: 3 Kilo.

Vergleich zu anderen Kohlenhydraten einen um zehn Prozent höheren Brennwert.

5-Faktor-Fakt: Wenn auf dem Etikett bei Zucker eine Grammangabe steht, das Wort Zucker aber nicht in der Zutatenliste auftaucht, liegt das daran, dass sich Zucker hinter unterschiedlichen Namen verbirgt. Suchen Sie in der Liste nach Fruktose (Fruchtzucker), Glucose (Dextrose), Galactose (Milchzucker), Laktose (eine Kombination aus Glucose und Galactose) oder Maltose (Malzzucker).

> »Harley hat mir beigebracht, meinen Körper in einer Weise zu lieben, wie ich es nicht mehr getan habe, seit ich 18 war. Ich möchte am liebsten nackt mit einem Tattoo auf meinem Hintern rumlaufen, das besagt ‚Körper von Harley'. Harley hat mir gezeigt, wie ich fit, schlank und kräftig bleibe, ohne das richtige Maß an weiblichen Formen zu verlieren, sodass ich mich auf dem Bildschirm und auch sonst gut fühle. Seit ich Harley getroffen habe, bin ich nie mehr als zwei Wochen von meinem Ideal entfernt.«
>
> *Tracee Ross, Schauspielerin und Star der amerikanischen TV-Show »Girlfriends«*

Andere Kohlenhydrate. Diese Angabe findet sich nicht auf allen Etiketten. Sie umfasst alle anderen Arten von Kohlenhydraten, die in der Portion enthalten sind.

5-Faktor-Fakt: Diese Spuren von Kohlenhydraten – in der Regel verschiedene organische Säuren und Flavonoide –, lassen den Blutzuckerspiegel nicht sehr ansteigen, sodass Sie sich darüber keine Gedanken machen müssen. Manchmal werden Zuckeralkohole ebenfalls in diese Kategorie eingeordnet. Zu den Zuckeralkoholen können Malitol, Sorbitol, Xylitol und Glyzerin zählen.

Proteine. Diese Zahl gibt an, wie viel Gramm Proteine eine Portion enthält.

5-Faktor-Fakt: Manchmal erscheinen Milchproteine auf der Zutatenliste in Form von Albumin, Molke oder Kasein.

Vitamine und Mineralstoffe. Alle Lebensmitteletiketten müssen den Gehalt an Vitamin A, Vitamin C, Kalzium und Eisen auflisten. Andere Nährstoffe – wie Vitamin D, Thiamin, Riboflavin, Niacin, Vitamin B6, Phosphor, Magnesium und Zink – werden nur aufgeführt, wenn sie zugesetzt worden sind.

5-Faktor-Fakt: Sie werden nicht erkennen, wie viel Gramm oder Milligramm jedes Nährstoffs in einer Portion enthalten sind. Stattdessen ist auf dem Etikett pro Portion eine Prozentzahl im Verhältnis zur empfohlenen täglichen Tagesdosis dieses Nährstoffs angegeben.

Zutatenliste. Das Etikett eines Lebensmittels führt alle Zutaten auf. Sie sind – basierend auf dem Gewicht der Zutaten – in absteigender Reihenfolge sortiert.

5-Faktor-Fakt: Da die Zutaten nach Gewicht aufgelistet sind, machen die an erster Stille genannten Zutaten normalerweise den Großteil des Produkts aus. Aufschlussreich ist der Vergleich der Zutatenliste eines verarbeiteten Lebensmittels mit seinem naturbelassenen Äquivalent – zum Beispiel ein zuckeriges Fruchtsaftgetränk im Vergleich mit einem reinen, frisch gepressten Saft. Die Unterschiede werden Sie überraschen.

Was bedeuten die Fachausdrücke?

**Wenn Sie dieses
Wort lesen ...**   **enthält das Lebensmittel ...**

Mager

Weniger als zehn Gramm Fett, vier Gramm gesättigte Fette und 95 Milligramm Cholesterin

Besonders mager

Weniger als fünf Gramm Fett, zwei Gramm gesättigte Fette und 95 Milligramm Cholesterin

Fettreduziert

25 Prozent weniger Fett als das normale Produkt

Mehr

Mindestens zehn Prozent mehr eines speziellen Nährstoffs im Vergleich zum normalen Produkt

Guter Lieferant für

10 bis 19 Prozent der Tagesdosis dieses Nährstoffs

Reich an

20 Prozent oder mehr der empfohlenen Tagesdosis dieses Nährstoffs

Light oder leicht

Mindestens ein Drittel weniger Kalorien als das normale Produkt oder nicht mehr als halb so viel Fett. Wenn Sie dieses Wort im Bezug auf Natrium lesen, versteht man darunter ein Lebensmittel, dass mindestens 50 Prozent weniger Natrium enthält als das normale Produkt.

Wenig / arm

Pro Portion weniger eines bestimmten Nährstoffs als das normale Produkt. Wie viel weniger, hängt vom jeweiligen Nährstoff ab. Wenn das Lebensmittel »kalorienarm« ist, hat es pro Portion weniger als 40 Kalorien. Wenn das Lebensmittel »fettarm« ist, enthält es pro Portion weniger als drei Gramm Fett. Wenn das Etikett »wenig gesättigte Fette« verspricht, enthält das Produkt pro Portion weniger als ein Gramm gesättigte Fette. Wenn das Lebensmittel »cholesterinarm« ist, enthält es pro Portion weniger als 20 Milligramm Cholesterin. Wenn das Lebensmittel »natriumarm« ist, enthält das Produkt pro Portion weniger als 140 Milligramm Natrium. Wenn das Etikett »sehr wenig Natrium« verspricht, enthält das Produkt pro Portion weniger als 35 Milligramm Natrium.

Frei (von) Geringe oder gar keine Spuren eines bestimmten Nährstoffs pro Portion. Wenn ein Lebensmittel »kalorienfrei« ist, enthält es weniger als fünf Kalorien pro Portion. Wenn ein Lebensmittel »fettfrei« ist, enthält es insgesamt weniger als 0,5 Gramm Fett pro Portion. Wenn es »frei von gesättigten Fetten« ist, enthält es insgesamt weniger als 0,5 Gramm gesättigtes Fett pro Portion. Wenn ein Lebensmittel »cholesterinfrei« ist, enthält es weniger als zwei Milligramm Cholesterin pro Portion. Wenn ein Lebensmittel »natriumfrei« ist, enthält es insgesamt weniger als fünf Milligramm Natrium pro Portion. Wenn ein Lebensmittel »zuckerfrei« ist, enthält es insgesamt weniger als 0,5 Gramm Zucker pro Portion.

% fettfrei Diese Zahl gibt an, wie viel Prozent des Lebensmittels nicht aus Fett bestehen. Doch Vorsicht! Ein Produkt kann zu »90 Prozent frei von Fett« sein, während die anderen 10 Prozent sehr kalorienreich sind.

reduziert Mindestens 24 Prozent weniger eines Nährstoffs im Vergleich zum normalen Produkt.

DAS NEUE 5-FAKTOR-HOLLYWOOD-TRAINING

Sie können Ihren Körper nicht durch eine Diät allein verändern.
Fett verbrennen, Muskeln bilden, sich besser fühlen und gesünder sein –
das alles beginnt mit einem cleveren Ernährungsplan und einem ebenso
cleveren Gymnastikprogramm. Andere Diäten schlagen Bewegung vor,
ohne spezielle Anleitungen zu geben, oder schreiben eine Diät vor, die
zu schwierig oder zeitaufwändig ist, als dass man sie mit dem Alltag
vereinbaren könnte. Das 5-Faktor-Programm ist nicht wie andere Diäten,
die Sie bereits ausprobiert haben.

Mein erstes Buch, »Die 5-Faktor-Fitness«, legte den Schwerpunkt
stärker auf die Übungen, während dieses Buch mehr Ernährungsinformationen und tolle, leckere Rezepte zum Ausprobieren enthält. Dennoch
bleibt die körperliche Betätigung ein wichtiges Element meines Programms,
wenn Sie die bestmöglichen Ergebnisse erzielen möchten.

Falls Sie mein erstes Buch besitzen, können Sie sich auf vieles
freuen. Die Übungen und Programme in diesem Kapitel sind alle neu,
aber genauso wirkungsvoll. Auf diese Weise bauen Sie weiteres mageres
Muskelgewebe auf und verbrennen noch mehr Körperfett. Außerdem
zeige ich Ihnen, wie Sie den ursprünglichen 5-Wochen-Trainingsplan zu
einem 5-Monate-Fitness-Programm erweitern können, mit dem Ihr
Körper garantiert einen anderen Level erreichen wird. Doch auch wenn
die Übungen und die 5-Faktor-Fitness völlig neu für Sie sind, müssen

Sie sich keine Sorgen machen. Mein Konzept ist das einfachste und effektivste Übungsprogramm, das Sie jemals anwenden werden.

Die Geheimnisse des 5-Faktor-Hollywood-Trainings

Das 5-Faktor-Hollywood-Training ist ebenso einfach wie meine 5-Faktor-Diät: Sie trainieren 5-mal pro Woche jeweils 25 Minuten lang und in 5 Phasen unterteilt, die jeweils 5 Minuten in Anspruch nehmen.

Phase 1: 5 Minuten Aufwärmen

Phase 2: 5 Minuten Krafttraining für den Oberkörper

Phase 3: 5 Minuten Krafttraining für die untere Hälfte des Körpers

Phase 4: 5 Minuten Rumpf-Training

Phase 5: 5 Minuten Übungen zur Fettverbrennung

Das ist alles. Wenn Sie mir – oder besser: Ihrem Körper – über einen empfohlenen Zeitraum von 5 Wochen hinweg jede Woche 125 Minuten Aufmerksamkeit schenken, werden Sie vom Ergebnis überwältigt sein.

Ich hatte Kunden, die mit dem 5-Phasen-Trainingsprogramm der 5-Faktor-Diät pro Monat 2,5 Kilo oder sogar noch mehr verloren haben, ohne jemals das Gefühl zu haben, ihre gesamte Zeit auf die Übungen zu verwenden. Wenn Sie die abschließende Phase des Trainings optimieren, können Sie sogar noch mehr Fett verbrennen, wie ich in der Beschreibung der Phase 5 erläutern werde.

Ich bin sicher, dass Sie sich fragen, wie ein Übungsprogramm, das so wenig Zeit in Anspruch

Geheimnisse des 5-Faktor-Trainingsprogramms

1. Die Muskeln bleiben stets in Aktion.

2. Es ist intensiver.

3. Es spricht mehr Muskelfasern an.

4. Es ist perfekt ausgewogen.

5. Es werden mehr Wiederholungen gefordert.

nimmt, so effektiv sein kann. Und wahrscheinlich wird es Sie nicht überraschen, dass ich Ihnen dafür 5 sehr gute Gründe nennen kann!

1. Die Muskeln bleiben stets in Aktion

Beim 5-Faktor-Hollywood-Training wird eine fortschrittliche Technik
angewendet, die »Supersetting« genannt wird: Sie führen zwei Übungen
nacheinander durch, ohne dazwischen eine Pause einzulegen. Dadurch
wird die Trainingszeit kürzer, und Ihr Puls bleibt länger erhöht, sodass
Sie mehr Kalorien verbrennen.

2. Es ist intensiver

Bei den meisten Trainingsprogrammen müssen Sie die Übungen immer
wieder auf dieselbe Weise ausführen. So werden Sie beispielsweise
aufgefordert, pro Übung dreimal zwölf Wiederholungen und dazwischen
jeweils 60 Sekunden Pause zu machen. Das 5-Faktor-Training wechselt
hingegen ständig die Art der Übung, die Anzahl der Wiederholungen,
die Pausen zwischen den Supersets und die Widerstandsgrenze Ihres
Programms. Und da sich das Training immer wieder ändert, wird es für
Ihren Körper niemals langweilig, sodass er sich weiterentwickelt, Fett
verbrennt und immer mehr Fortschritte macht.

3. Es spricht mehr Muskelfasern an

Viele Trainingsprogramme, die Sie in Zeitschriften nachlesen können, reihen
exotische Übungen aneinander, die nur bestimmte, kleine Muskelgruppen
ansprechen. Das Problem bei diesem Konzept? Um die meisten Kalorien
zu verbrennen, müssen Sie so viele Muskeln wie möglich mit einbeziehen.
Deshalb zielt das 5-Faktor-Training zweimal pro Woche auf große Muskelgruppen ab – wie etwa die Brust, den Rücken, die vorderen oder hinteren
Oberschenkelmuskeln. Kleinere Muskelgruppen – zum Beispiel der Bizeps,
der Trizeps und die Schultern – werden einmal wöchentlich trainiert.

4. Es ist perfekt ausgewogen

Die Muskeln auf der Vorderseite Ihres Körpers (Brust, Bizeps und vordere Oberschenkelmuskeln) arbeiten mit den Muskeln der Körperrückseite (Rücken, Trizeps, hintere Oberschenkelmuskeln) zusammen. Die meisten Übungsprogramme berücksichtigen diese Tatsache nicht und trainieren eine Seite des Körpers intensiver als die andere. Mit dem 5-Faktor-Hollywood-Training arbeiten Sie gleichmäßig mit den beiden gegensätzlichen Muskelgruppen, sodass Ihr Körper ausgeglichen trainiert wird.

5. Es werden mehr Wiederholungen gefordert

Andere Programme fordern acht bis zwölf Wiederholungen pro Übung, manchmal auch 15. Das 5-Faktor-Hollywood-Training geht über den durchschnittlichen Müdigkeitslevel hinaus und verlangt gelegentlich sogar 15 bis 25 Wiederholungen. Durch diese besondere Technik werden mehr Kalorien verbrannt, sodass Sie im Endeffekt mehr Körperfett abbauen.

Die 5 Phasen des 5-Faktor-Hollywood-Trainings

Mein Trainingsprogramm besteht aus 5 Phasen, die jeweils 5 Minuten dauern. Sie starten generell mit Phase 1, führen anschließend nacheinander die Phasen 2, 3 und 4 durch und beenden das Training mit Phase 5. Vom Anfang bis zum Ende nimmt das Programm lediglich 25 Minuten in Anspruch. Damit Ihr Körper die Chance hat, sich zu erholen, üben Sie an 5 Tagen pro Woche und machen zweimal wöchentlich Pause. (In diesem Buch habe ich Mittwoch und Sonntag als Ruhetage gewählt; Sie können aber auch zwei beliebige andere Tage aussuchen – je nachdem, wie es sich am besten mit Ihrem Alltag vereinbaren lässt.) Die besten Ergebnisse erzielen Sie, wenn Sie meinem 5-Wochen-Plan folgen, der eine graduelle Intensivierung der Übungen bietet, sodass Ihr Körper in Woche 5 mit der größtmöglichen Geschwindigkeit Kalorien verbrennt.

Phase 1: 5 Minuten Aufwärmen

Wärmen Sie sich 5 Minuten mit leichten Übungen auf. Sie können laufen, Rad fahren, Treppen steigen oder den Hometrainer auf einem niedrigen Level benutzen. Es ist egal, was Sie tun, denn das Ziel besteht lediglich darin, den Kreislauf in Schwung zu bringen, damit Ihr Blut die Muskeln, Sehnen und Gelenke anwärmen kann.

Beginnen Sie zurückhaltend. Steigern Sie die Intensität allmählich, indem Sie die gewählte Aufwärmübung beschleunigen. Nach 5 Minuten sollte Ihr Puls erhöht sein, sodass Sie in Phase 2 und 3 Fett verbrennen.

Beim Aufwärmen überprüfen Sie Ihren Puls, indem Sie zwei Finger entweder seitlich an den Hals oder unterhalb der Handfläche auf das Handgelenk legen. Zählen Sie die Herzschläge zehn Sekunden lang; dann multiplizieren Sie das Ergebnis mit 6, um Ihre Pulsfrequenz (Zahl der Impulse pro Minute) zu ermitteln. Am Ende der Aufwärmphase sollte der Puls sich im unten angegebenen Bereich befinden, damit Sie wirkungsvoll Fett verbrennen können. (Ist Ihr Puls niedriger als empfohlen, steigern Sie in der nächsten Übung die Intensität. Falls der Puls höher ist als empfohlen, führen Sie die nächste Übung mit reduzierter Intensität durch.)

Alter	Puls	Alter	Puls
20–24	130–170	55–59	107–140
25–29	127–166	60–64	104–136
30–34	124–162	65–69	101–132
35–39	120–157	70–74	98–128
40–44	117–153	75–79	94–123
45–49	114–149	80+	91–119
50–54	111–145		

Phase 2 und 3: 10 Minuten Krafttraining
(für die obere und untere Hälfte des Körpers)

In Phase 2 und Phase 3 werden zusammen alle Muskeln der oberen und unteren Körperhälfte trainiert. Sie sind aus einem guten Grund miteinander kombiniert: Ihre Pulsfrequenz soll hoch gehalten werden, damit Sie beim Muskelaufbau Fett verbrennen.

Für die Dauer von zehn Minuten führen Sie zwei verschiedene Übungen nacheinander durch. Dabei pausieren Sie nur, nachdem Sie einen Superset vollendet haben, der aus beiden Übungen besteht. In den nachfolgenden Übersichten wird aufgeführt, wie viele Wiederholungen Sie jeweils machen sollen (das variiert je nach Woche) und wie viele Sekunden Pause zwischen den Supersets einzulegen sind. Wiederholen Sie diesen Ablauf mit der vorgeschriebenen Anzahl von Supersets.

Dies sind die zehn Übungen, die Sie während der Woche machen werden.

Tag	Übung	Beanspruchte Muskeln
1: Montag	Bankdrücken (Oberkörper)	Brust
	Kniebeugen mit dem Ball an der Wand (untere Körperhälfte)	vordere Oberschenkelmuskeln
2: Dienstag	Rudern mit Hanteln im Liegen (Oberkörper)	Rücken
	Kreuzheben (untere Körperhälfte)	hintere Oberschenkelmuskeln
3: Mittwoch	Ruhetag	
4: Donnerstag	Bizepscurls (Oberkörper)	Bizeps
	Überkopf-Trizepsdehnung	Trizeps
5: Freitag	Hantel-Seitheben (Oberkörper)	Schultern
	Treppensteigen (untere Körperhälfte)	vordere Oberschenkelmuskeln
6: Samstag	Rudern mit Hanteln im Sitzen (Oberkörper)	Rücken
	Oberschenkelcurls im Liegen mit Ball (untere Körperhälfte)	hintere Oberschenkelmuskeln
7: Sonntag	Ruhetag	

Wenn Sie Anfänger oder wenig fortgeschritten sind, richten Sie sich nach diesem Plan.

Woche	Pro Übung	Pause nach jedem Superset
1	25 Wiederholungen, 2 Supersets,	80 Sekunden
2	20 Wiederholungen, 3 Supersets	70 Sekunden
3	15 Wiederholungen, 3 Supersets	60 Sekunden

4	16 Wiederholungen, 4 Supersets	50 Sekunden
5	10 Wiederholungen, 5 Supersets	40 Sekunden

Wenn Sie besser trainiert sind, richten Sie sich nach diesem Plan.

Woche	Pro Übung	Pause nach jedem Superset
1	30 Wiederholungen, 3 Supersets	90 Sekunden
2	25 Wiederholungen, 3 Supersets	70 Sekunden
3	20 Wiederholungen, 4 Supersets	50 Sekunden
4	15 Wiederholungen, 4 Supersets	40 Sekunden
5	12 Wiederholungen, 5 Supersets	30 Sekunden

Wie Sie sehen, variiert die Anzahl der Wiederholungen. Im Laufe der Wochen steigt außerdem die Zahl der Supersets, während die Dauer der Pausen zwischen den Supersets jede Woche abnimmt. Die Übungen selbst bleiben bei diesem 5-Wochen-Plan gleich.

Die einzige Ausrüstung, die Sie brauchen

Für das 5-Faktor-Training benötigen Sie lediglich ein Set Hanteln, eine Bank mit Neigung (falls Sie keine haben, können Sie die Übungen in der jeweils beschriebenen Weise abändern) sowie einen Gymnastikball.

Achten Sie bei der Verwendung der Hanteln darauf, ein Gewicht zu wählen, das schwer genug ist, sodass Sie die vorgegebene Anzahl an Wiederholungen gerade eben richtig durchführen können. Wenn eine Übung zum Beispiel 16-mal wiederholt werden soll, und Sie hätten sie auch 18-mal machen können, ist Ihre Hantel nicht schwer genug, um Ihre Muskeln zu trainieren, sodass Sie sich selbst um das entsprechende Ergebnis bringen.

Übungen für das Krafttraining

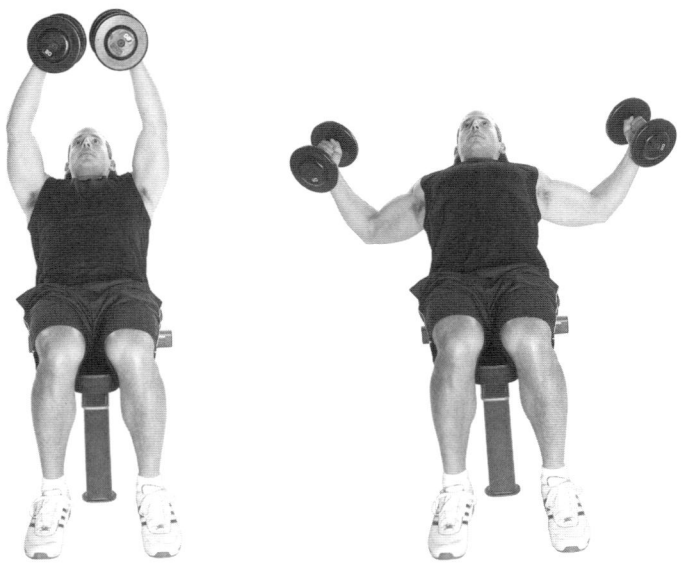

Bankdrücken

Legen Sie sich auf einer geneigten Bank flach auf den Rücken und nehmen Sie in jede Hand eine Hantel. Heben Sie Ihre Arme hoch, sodass
die Gewichte sich direkt über Ihrer Brust treffen und die Handflächen
zueinander zeigen. Winkeln Sie Ihre Ellenbogen leicht an und senken Sie
die Arme langsam zur Seite, bis die Gewichte sich auf Höhe der Brust
befinden. Dann bewegen Sie die Arme wieder langsam nach oben, bis
sie sich oberhalb Ihrer Brust treffen – stellen Sie sich vor, dass Sie ein
großes Fass umarmen. Wiederholen Sie die Übung.

Falls Sie keine geneigte Bank haben:
Führen Sie diese Übung auf einer geraden Bank liegend durch.

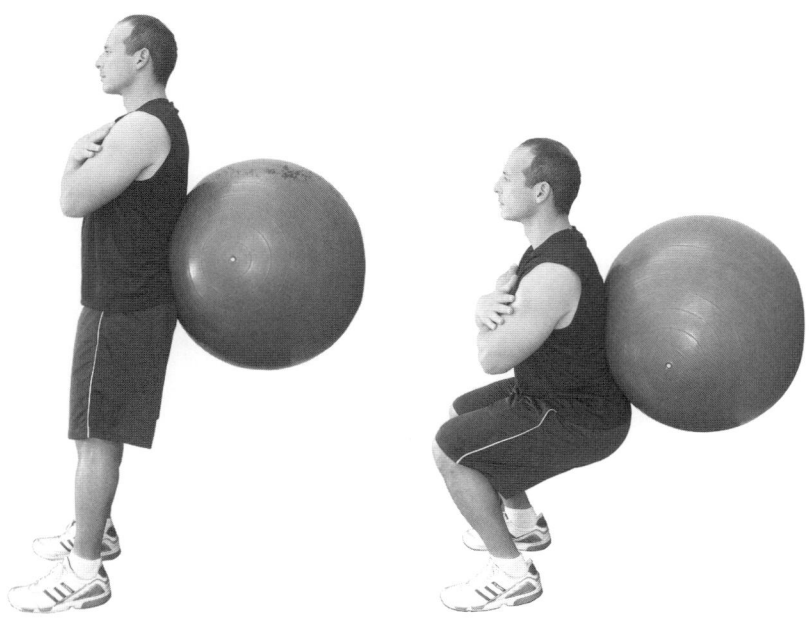

Kniebeugen mit dem Ball an der Wand

Stellen Sie sich ein paar Fußbreit von einer Wand entfernt mit dem Rücken zur Wand hin. Klemmen Sie einen Gymnastikball zwischen Ihren Rücken und die Wand. Lehnen Sie sich gegen den Ball, bis Ihr gesamter Oberkörper von Ball und Wand gehalten wird. Halten Sie das Gleichgewicht und kreuzen Sie die Arme vor Ihrer Brust, dann gehen Sie langsam in die Hocke, bis Ihre Oberschenkel parallel zum Fußboden sind. Der Ball sollte an der Wand entlang mit Ihrer Bewegung mitgehen. Erheben Sie sich langsam wieder und wiederholen Sie die Übung.

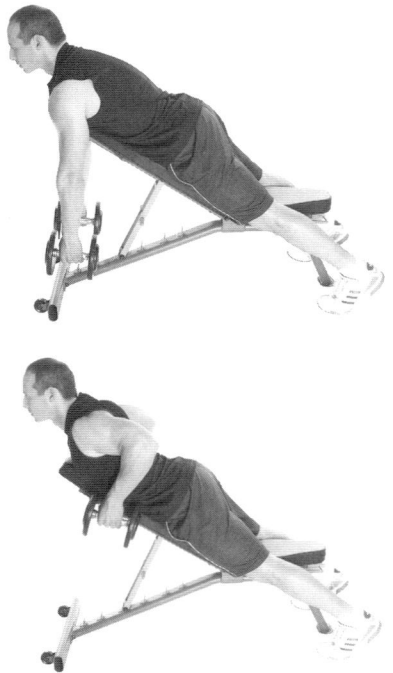

Rudern mit Hanteln im Liegen

Legen Sie sich mit dem Gesicht nach unten auf eine geneigte Bank, sodass Ihre Brust auf dem erhöhten Polster ruht. Nehmen Sie in jede Hand
eine Hantel und lassen Sie Ihre Arme auf den Boden hängen; die Handfläche zeigen zueinander. Während Ihre Brust weiterhin auf der Bank
ruht, ziehen Sie Ihre Arme zum Rumpf hoch, bis die beiden Hanteln sich
seitlich neben Ihrer Brust befinden. Bewegen Sie die Arme langsam
wieder nach unten, und wiederholen Sie die Übung.

Falls Sie keine geneigte Bank haben: Führen Sie diese Übung mit beiden Armen
abwechselnd durch. Stellen Sie sich mit der rechten Seite gegen eine Bank (oder
ein Bett), und nehmen Sie eine Hantel in die linke Hand. Lassen Sie die rechte Hand
und das rechte Knie auf der Bank ruhen, beugen Sie sich in der Hüfte nach vorne
und lassen Sie Ihren linken Arm zum Boden herabhängen. Heben Sie das Gewicht
langsam seitlich bis zur Höhe Ihrer Brust an, dann senken Sie es wieder. Wieder-
holen Sie die Übung mit dem anderen Arm.

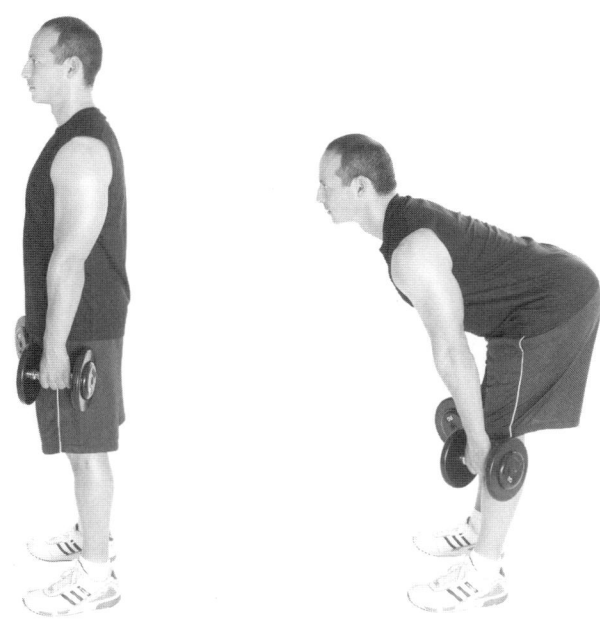

Kreuzheben

Legen Sie jeweils eine Hantel auf den Boden außen neben Ihre Füße, bevor Sie sich aufrecht hinstellen. Beugen Sie Ihre Knie und greifen Sie nach den Hanteln, mit den Handflächen nach innen. Halten Sie Ihren Kopf weiterhin aufrecht und den Rücken gerade. Richten Sie sich langsam auf, bis die Beine gerade sind und die Knie fast durchgedrückt. Achten Sie darauf, die Gewichte nah am Körper zu halten, wenn Sie stehen. Führen Sie nun die Bewegung langsam in die entgegengesetzte Richtung aus, und legen Sie die Hanteln wieder auf den Boden. Wiederholen Sie die Übung.

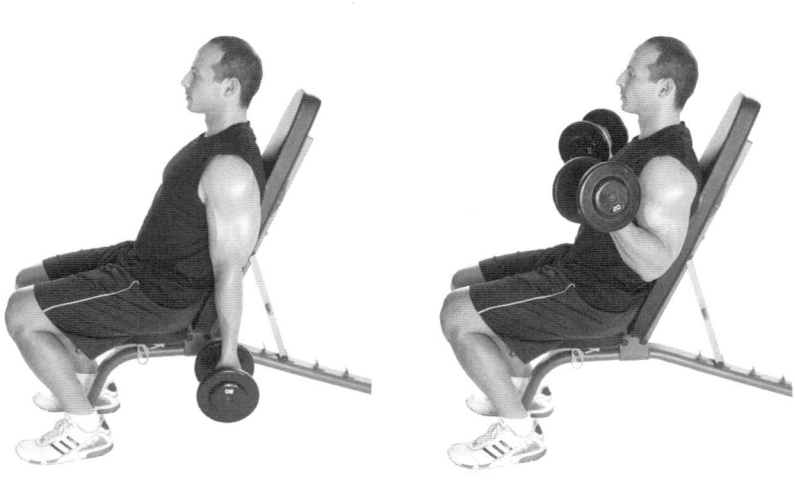

Bizepscurls

Legen Sie sich auf einer geneigten Bank auf den Rücken und nehmen Sie in jede Hand eine Hantel. Lassen Sie Ihre Arme gerade nach unten Richtung Boden hängen. Die Handflächen sollten nach vorne zeigen. Ohne Ihre Oberarme zu bewegen, heben Sie nun beide Gewichte hoch, bis Sie sich vor Ihrer Brust befinden. Denken Sie daran, beide Arme mit den Gewichten gleichzeitig zu beugen. Lassen Sie die Gewichte langsam sinken, und wiederholen Sie die Übung.

Falls Sie keine geneigte Bank haben: Führen Sie diese Übung im Stehen durch.

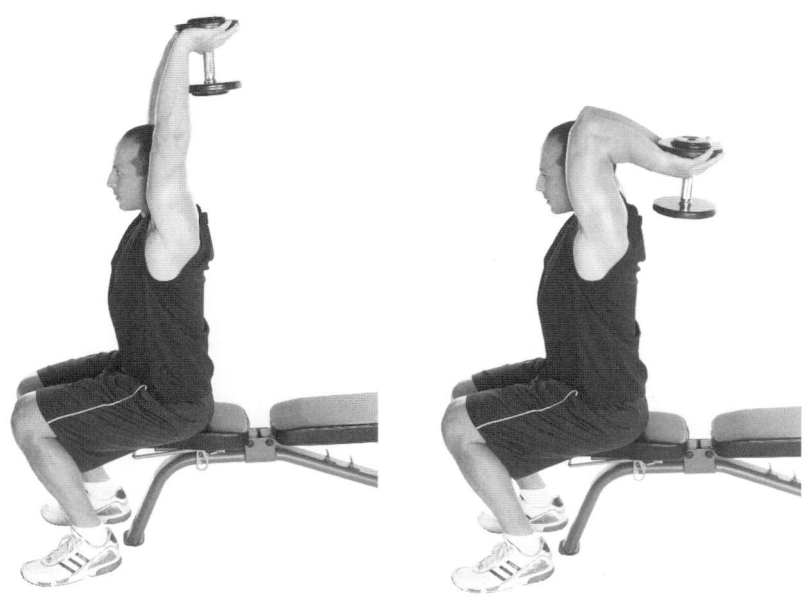

Überkopf-Trizepsdehnung

Setzen Sie sich mit geradem Rücken auf einen Stuhl oder eine Trainingsbank. Stellen Sie die Füße fest auf dem Boden auf und fassen Sie mit beiden Händen eine einzelne Hantel. Heben Sie das Gewicht über den Kopf und drehen Sie es, sodass die obere Scheibe bequem in den Handflächen Ihrer Hände ruht, während die Daumen die Hantel umfassen. Senken Sie das Gewicht langsam hinter Ihren Kopf, bis die Unterarme den Bizeps berühren. Strecken Sie die Arme wieder, um das Gewicht zurück über den Kopf zu heben. Wiederholen Sie die Übung.

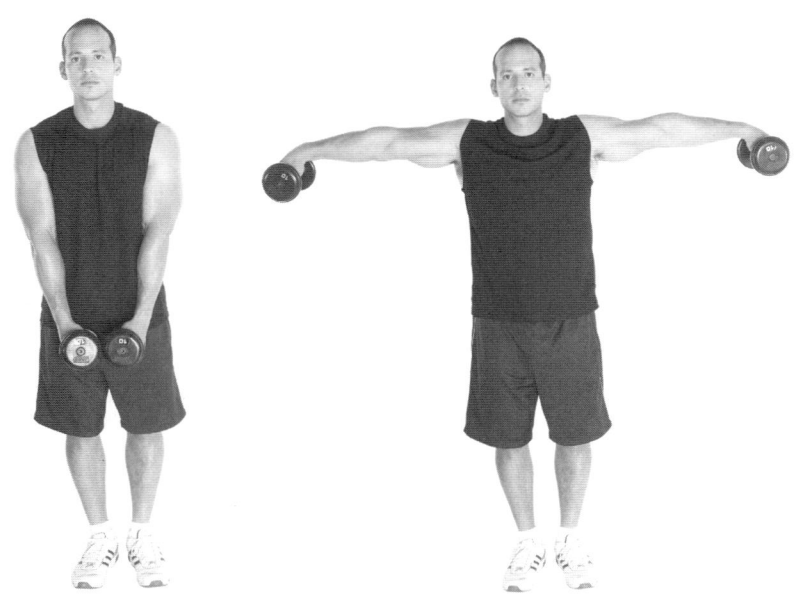

Hantel-Seitheben

Nehmen Sie im Stand die Arme vor den Körper, und halten Sie in jeder Hand eine Hantel, sodass die Handflächen zueinander zeigen. Heben Sie die Gewichte nun langsam mit gestreckten Armen und leicht ange-winkelten Handgelenken seitlich hoch, bis Ihre Arme parallel zum Boden sind. (Ihr Körper bildet sozusagen eine T-Form.) Halten Sie diese Stellung eine Sekunde lang, bevor Sie die Arme langsam wieder senken und in die Ausgangsstellung bringen, sodass sich die Hanteln direkt unterhalb Ihrer Gürtellinie berühren. Wiederholen Sie die Übung.

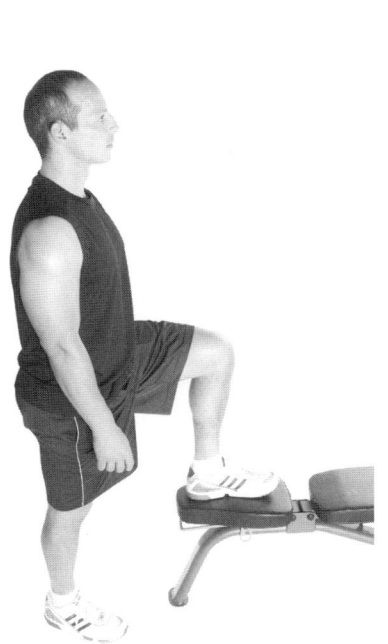
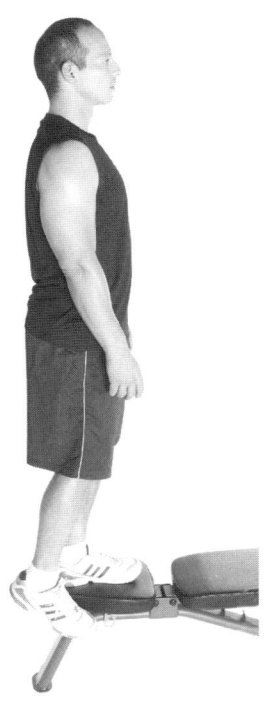

Treppensteigen

Stellen Sie sich vor eine Übungsbank (eine feste Kiste oder eine Trep-
pe). Lassen Sie die Arme seitlich hängen. Stellen Sie dann mit geradem
Rücken ihren linken Fuß auf die Bank und stemmen Sie sich nach oben,
bis Ihr linkes Bein durchgedrückt ist. Sie müssen den rechten Fuß nicht
auf die Bank stellen, es sei denn, sie brauchen dies für Ihre Balance.
Führen Sie die Übung nun in umgekehrter Richtung aus, indem Sie
hinuntersteigen und beide Füße wieder auf den Boden stellen. Wiederholen Sie die Übung mit demselben Bein so oft wie vorgeschrieben.
Dann wechseln Sie die Position und nehmen das andere Bein, sodass
der rechte Fuß auf der Bank steht.

*Noch wirkungsvoller ist die Übung, wenn Sie dabei in jeder Hand eine Hantel
halten.*

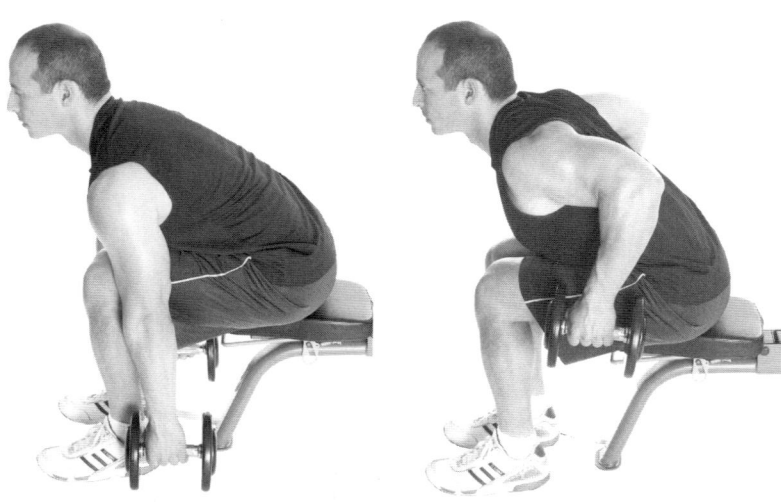

Rudern mit Hanteln im Sitzen

Setzen Sie sich auf die Kante einer Bank, und halten Sie in jeder Hand eine Hantel. Beugen Sie den Oberkörper mit geradem Rücken nach vorne, bis Ihr Rücken fast parallel zum Boden ist. (Die Brust sollte so nah wie möglich an Ihre Oberschenkel herankommen.) Lassen Sie Ihre Arme gerade herunterhängen, sodass die Handflächen zueinander zeigen. Heben Sie langsam Ihre Ellenbogen so hoch wie möglich, während die Arme seitlich nahe am Körper bleiben. Halten Sie kurz inne, dann senken Sie die Ellenbogen langsam wieder, bis die Arme gerade sind. Wiederholen Sie die Übung.

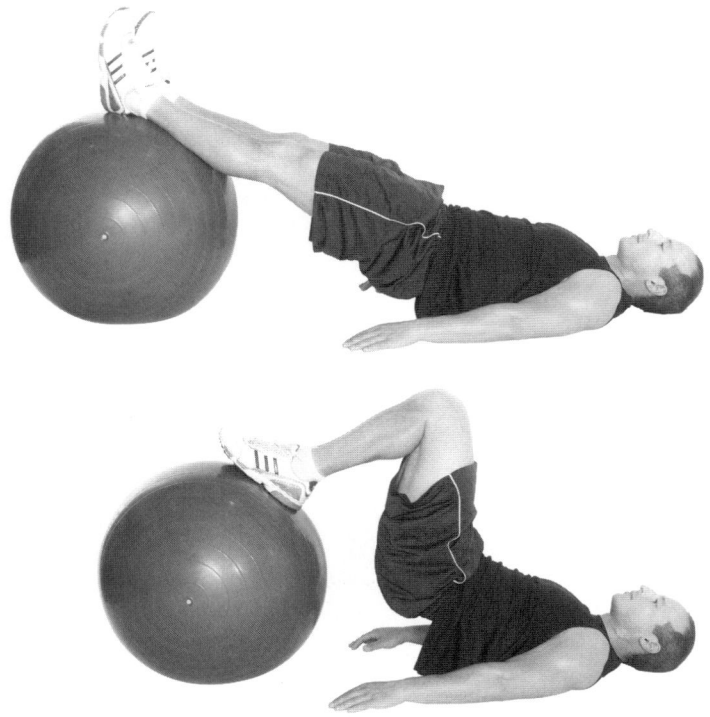

Oberschenkelcurls im Liegen mit Ball

Legen Sie sich flach auf den Rücken und die Arme seitlich neben den Körper. Ihre Fersen liegen oben auf einem Gymnastikball. Pressen Sie die Fersen gegen den Ball, dann spannen Sie die Rumpfmuskeln an. Heben Sie die Hüfte langsam an, und ziehen Sie die Fersen sowie den Ball, soweit Sie können, in Richtung Ihres Pos. Halten Sie kurz inne, bevor Sie den Ball wieder zurückrollen, indem Sie die Beine ausstrecken. Ihre Hüfte senkt sich bei dieser Rückwärtsbewegung automatisch wieder Richtung Fußboden. Wiederholen Sie die Übung.

Phase 4: 5 Minuten Rumpf-Training

Phase 4 zielt auf alle vier Muskelgruppen ab, die Ihren Rumpf ausmachen. Sie führen jeden Tag eine Übung für den Bauch durch, aber 5 verschiedene im Laufe der Woche. Die Tage 1 bis 4 konzentrieren sich jeweils auf eine einzelne Muskelgruppe sowie deren spezielle Kräftigung. Am fünften Tag werden so viele Muskelngruppen wie möglich in einer einzigen Übung trainiert.

Hier ist der Plan dafür:

Tag	Übung	Beanspruchte Rumpfmuskeln
1: Montag	Bauchpressen mit Ball	Oberer gerader Bauchmuskel
2: Dienstag	Seitbeugen im Sitzen mit Hantel	Schrägmuskeln im Bauchbereich
3: Mittwoch	Ruhetag	
4: Donnerstag	Bauchpressen mit Ball umgekehrt	Unterer gerader Bauchmuskel
5: Freitag	Drehung mit Ball	Querliegender Bauchmuskeln
6: Samstag	Bauchpressen mit eingeklemmtem Ball	Oberer und unterer gerader Bauchmuskel
7: Sonntag	Ruhetag	

»Ich wollte nach der Schwangerschaft abnehmen und aus gesundheitlichen Gründen wieder in Form kommen. Doch ich war es satt, immer zu trainieren, ohne Ergebnisse zu erzielen. Ich war nie ein Couchpotato, deshalb frustrierte es mich, keinerlei Veränderung an meinem Körper zu sehen. Mit der 5-Faktor-Diät änderte sich das. Endlich merkte ich, dass die Muskeln kräftiger wurden. Und es ist herrlich, wie wenig Zeit man für das Training benötigt!«

Holly Flom, Alter: 37,

bisheriger Gewichtsverlust: 13 Kilo.

Wenn Sie Anfänger oder wenig fortgeschritten sind, richten Sie sich nach diesem Plan.

Woche	Pro Übung	Pause nach jedem Superset
1	3 Supersets, 10 Wiederholungen	15 Sekunden
2	3 Supersets, 15 Wiederholungen	20 Sekunden
3	3 Supersets, 20 Wiederholungen	25 Sekunden
4	3 Supersets, 25 Wiederholungen	30 Sekunden
5	3 Supersets, 30 Wiederholungen	35 Sekunden

Wenn Sie besser trainiert sind, richten Sie sich nach diesem Plan.

Woche	Pro Übung	Pause nach jedem Superset
1	4 Supersets, 20 Wiederholungen	10 Sekunden
2	4 Supersets, 25 Wiederholungen	15 Sekunden
3	4 Supersets, 30 Wiederholungen	20 Sekunden
4	4 Supersets, 35 Wiederholungen	25 Sekunden
5	4 Supersets, 40 Wiederholungen	30 Sekunden

Im Laufe der Wochen wiederholen Sie die Übungen immer öfter. Die Ruhezeit zwischen den Supersets nimmt dabei ebenfalls zu. Die 5 Übungen für den Rumpf bleiben ebenso wie die Übungen der Phasen 2 und 3 während des gesamten 5-Wochen-Plans gleich.

Rumpf-Übungen

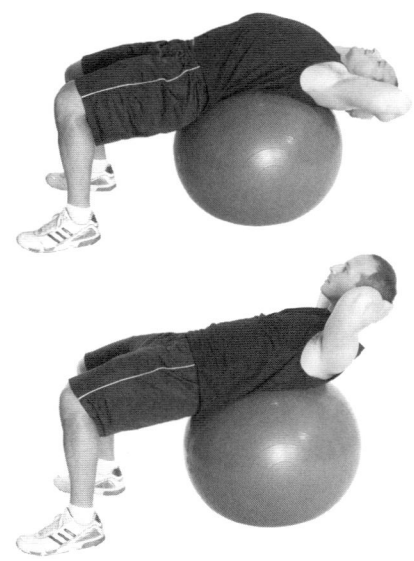

Bauchpressen mit Ball

Setzen Sie sich auf einen Gymnastikball, und stellen Sie die Füße flach auf den Boden. Verschränken Sie die Hände hinter dem Kopf. Während die Füße fest auf dem Boden bleiben, lehnen Sie sich langsam nach hinten, bis Ihr Kopf, die Schultern und der Rücken den Ball berühren. Dies ist die Ausgangsposition. Heben Sie langsam die Schultern und den oberen Rückenbereich vom Ball hoch. Legen Sie diese Körperpartien wieder ab, und wiederholen Sie die Übung.

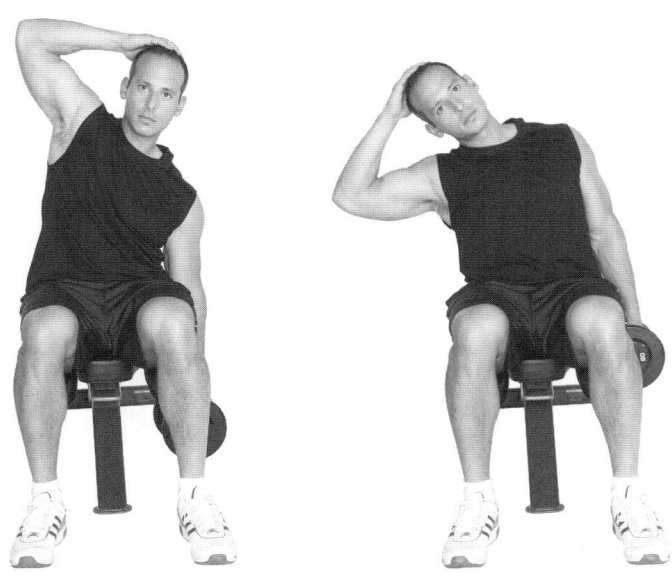

Seitbeugen im Sitzen mit Hantel

Setzen Sie sich auf einen Stuhl oder eine Bank, und nehmen Sie eine Hantel in die linke Hand, sodass die Handfläche nach innen zeigt. Legen Sie die rechte Hand oben auf den Kopf und lassen Sie den linken Arm an der Seite gerade herunterhängen. Halten Sie den linken Arm gerade, atmen Sie ein und beugen Sie sich in der Taille so weit nach rechts, wie es Ihnen bequem möglich ist. Kehren Sie zur Ausgangsposition zurück, dann beugen Sie sich in der Taille nach links. Kehren Sie zur Ausgangsposition zurück, und wiederholen Sie diese Übung so oft wie vorgegeben. Dann wechseln Sie die Position, sodass die rechte Hand das Gewicht hält, während die linke auf Ihrem Kopf liegt. Wiederholen Sie die Übung.

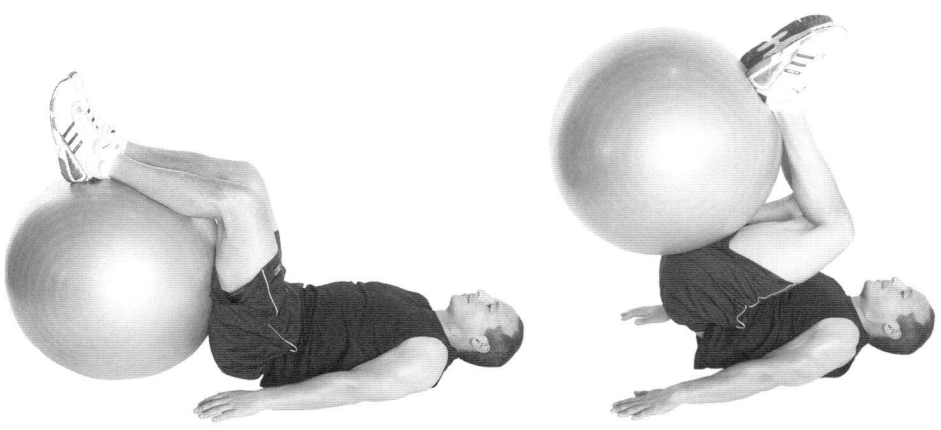

Bauchpressen mit Ball umgekehrt

Legen Sie sich mit dem Gesicht nach oben und mit angewinkelten Beinen flach auf den Boden. Platzieren Sie einen Gymnastikball hinter Ihre Knie und ziehen Sie Ihre Füße in Richtung Ihres Pos, um den Ball festzuklemmen. Legen Sie die Arme seitlich neben Ihren Körper, mit den Handflächen auf dem Boden. Dies ist die Ausgangsposition. Während der Ball unter Ihren Knien festgeklemmt bleibt, ziehen Sie die Knie langsam Richtung Brust. Halten Sie kurz inne, dann senken Sie die Beine wieder, bis der Ball den Boden berührt. Wiederholen Sie die Übung.

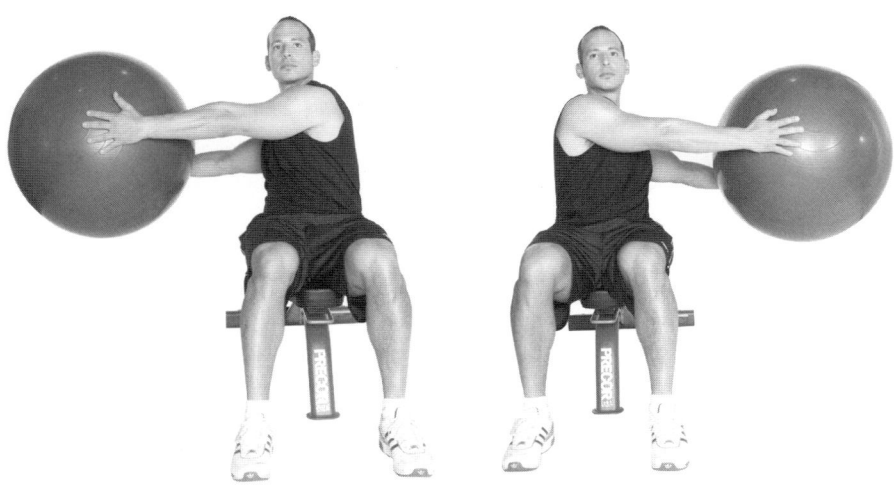

Drehung mit Ball

Setzen Sie sich mit angewinkelten Knien auf eine Bank, während die Füße fest auf dem Boden stehen. Halten Sie mit beiden Händen einen Gymnastikball, und strecken Sie die Arme vor der Brust aus. Mit durchgedrückten Armen drehen Sie sich nun nach rechts. Bewegen Sie dann den Ball wieder zurück, sodass er sich direkt vor der Brust befindet. Wiederholen Sie die Bewegung mit einer Drehung nach links. Drehen Sie sich während der Übung abwechselnd nach links und rechts.

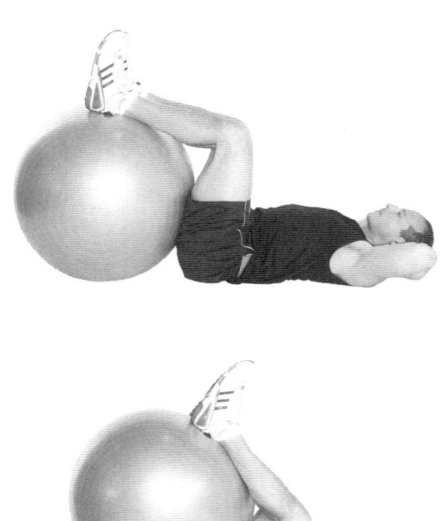

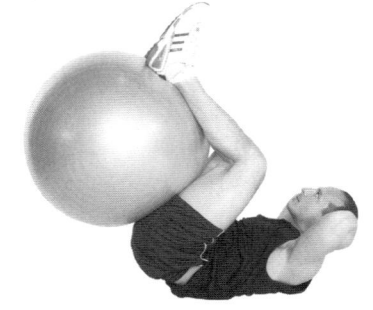

Bauchpressen mit eingeklemmtem Ball

Legen Sie sich hin, als wollten Sie Sit-ups machen. Ihre Beine liegen jedoch nicht auf dem Boden, sondern oben auf einem Gymnastikball. Ihre Fersen sollten gegen den Ball pressen. Verschränken Sie Ihre Arme hinter dem Kopf, heben Sie die Hüfte an, und ziehen Sie die Knie in Richtung Ihrer Brust – der Ball sollte dabei auf Ihren Kopf zu bewegt werden. Halten Sie die Position. Dann bewegen Sie die Beine zurück, bis die Ausgangsposition erreicht ist. Wiederholen Sie die Übung.

Phase 5: 5 Minuten (oder mehr) Übungen zur Fettverbrennung

Für die letzte Phase kehren Sie zu der Bewegung zurück, die Sie in Phase 1 gewählt haben. Jetzt sollte es Ihnen leicht fallen, mit derselben Intensität zu trainieren, die Sie am Ende der Phase 1 erreicht hatten. Beginnen Sie die Übung, bringen Sie Ihre Pulsfrequenz wieder in den empfohlenen Bereich und halten Sie das Tempo 5 Minuten lang bei. Wenn Sie es länger schaffen und Zeit haben, können Sie natürlich noch weitermachen. Je länger Sie die Übung fortsetzen, desto mehr Kalorien verbrennen Sie insgesamt. Ich würde diese Phase nicht länger als zehn Minuten ausdehnen, damit Sie am nächsten Tag wieder genug Energie für Ihr Training haben.

Zusammenfassung des 5-Faktor-Hollywood-Trainings

Phase 1: 5 Minuten Aufwärmen
Phase 2 und 3: zehn Minuten Krafttraining

Tag	Übung	Involvierte Rumpfmuskeln
1: Montag	Bankdrücken (Oberkörper)	Brust
	Kniebeugen mit dem Ball an der Wand (untere Körperhälfte)	vordere Oberschenkel muskeln
2: Dienstag	Rudern mit Hanteln im Liegen (Oberkörper)	Rücken
	Kreuzheben (untere Körperhälfte)	hintere Oberschenkel muskeln
3: Mittwoch	Ruhetag	
4: Donnerstag	Bizepscurls (Oberkörper)	Bizeps
	Überkopf-Trizepsdehnung	Trizeps

5: Freitag	Hantel-Seitheben (Oberkörper)	Schultern
	Treppensteigen (untere Körperhälfte)	vordere Oberschenkel muskeln
6: Samstag	Rudern mit Hanteln im Sitzen (Oberkörper)	Rücken
	Oberschenkelcurls im Liegen mit Ball (untere Körperhälfte)	hintere Oberschenkel muskeln
7: Sonntag	Ruhetag	

Phase 4: 5 Minuten Rumpf-Training

Tag	Übung	Beanspruchte Rumpfmuskeln
1: Montag	Bauchpressen mit Ball	Oberer gerader Bauchmuskel
2: Dienstag	Seitbeugen im Sitzen mit Hantel	Schrägmuskeln im Bauchbereich
3: Mittwoch	Ruhetag	
4: Donnerstag	Bauchpressen mit Ball umgekehrt	Unterer gerader Bauchmuskel
5: Freitag	Drehung mit Ball	Querliegender Bauchmuskeln
6: Samstag	Bauchpressen mit eingeklemmtem Ball	Oberer und unterer gerader Bauchmuskel
7: Sonntag	Ruhetag	

Phase 5: 5 Minuten Übungen zur Fettverbrennung

Die 5-Monats-5-Faktor-Herausforderung

Nachdem Sie das 5-Wochen-5-Faktor-Programm absolviert haben, können Sie es wiederholen, solange Sie möchten. Die integrierte Vielfalt macht es zu einer ständigen Herausforderung für Ihre Muskeln, sodass Sie von jedem Trainingszyklus profitieren. Für den Fall, dass Sie eine neue Aufgabe suchen, habe ich einen 5-Monats-Plan zusammengestellt, der Ihren Körper wirklich auf Trab hält und für tolle Ergebnisse garantiert!

Führen Sie die Übungen dieses Kapitels mit der nachfolgend angegebenen Anzahl an Wiederholungen und Supersets sowie mit den vorgeschriebenen Pausenzeiten durch. In der Mitte des Plans machen Sie beim Krafttraining und den Rumpfübungen eine Pause und trainieren stattdessen bei allen 5 Trainingseinheiten einer Woche 25 Minuten zum Fettabbau. Sind Sie bereit für die 5-Faktor-Fitness-Herausforderung? Auf die Plätze, fertig, los!

Wenn Sie besser trainiert sind, richten Sie sich nach diesem Plan!

Woche	Pro Übung	Pause nach jedem Superset
1	16 Wiederholungen, 3 Supersets	60 Sekunden
2	12 Wiederholungen, 3 Supersets	55 Sekunden
3	10 Wiederholungen, 4 Supersets	50 Sekunden
4	12 Wiederholungen, 3 Supersets	55 Sekunden
5	16 Wiederholungen, 3 Supersets	60 Sekunden
6	20 Wiederholungen, 3 Supersets	60 Sekunden
7	16 Wiederholungen, 3 Supersets	55 Sekunden
8	12 Wiederholungen, 4 Supersets	50 Sekunden
9	10 Wiederholungen, 4 Supersets	45 Sekunden
10	16 Wiederholungen, 4 Supersets	50 Sekunden
11	20 Wiederholungen, 3 Supersets	55 Sekunden

Übungen zur Fettverbrennung		25 Minuten
12	25 Wiederholungen, 3 Supersets	60 Sekunden
13	20 Wiederholungen, 4 Supersets	55 Sekunden
14	16 Wiederholungen, 4 Supersets	50 Sekunden
15	12 Wiederholungen, 5 Supersets	45 Sekunden
16	10 Wiederholungen, 5 Supersets	40 Sekunden
17	12 Wiederholungen, 5 Supersets	45 Sekunden
18	16 Wiederholungen, 4 Supersets	50 Sekunden
19	20 Wiederholungen, 4 Supersets	55 Sekunden
20	25 Wiederholungen, 3 Supersets	60 Sekunden

5-FAKTOR-REZEPTE

Die meisten Diätbücher schreiben Ihnen genau vor, welche Mahlzeiten Sie in welcher Reihenfolge zu sich nehmen sollen. Doch wer möchte so essen? Ich nicht, und ich bin sicher, Sie auch nicht. Am Ende dieses Buches mache ich einige Vorschläge, wie Sie meine 120 5-Faktor-Rezepte zu einem Wochenplan zusammenstellen können. Doch ob Sie die Gerichte in der empfohlenen Reihenfolge zubereiten möchten, bleibt ganz Ihnen überlassen.

Ich möchte, dass Sie kreativ sind – denn das macht Die-5-Faktor-Diät so effektiv und leicht einzuhalten. Kombinieren Sie die Menüs so, wie es Ihnen selbst am besten gefällt, sodass Sie Lust auf mehr bekommen. Als ich mit Kanye West arbeitete, fiel mir beispielsweise auf, dass er zum Frühstück bevorzugt immer dasselbe isst: ein Omelette aus Eiweiß mit ein wenig klein geschnittenem Rindfleisch und einer Schale Beeren. Sein Lieblingsfrühstück hilft ihm, sich an die gesunde Ernährung zu halten.

Alicia Keys hingegen kocht gerne und hat deshalb die Fähigkeit, mehr zu experimentieren. Sie mag abwechslungsreiche Nahrung und liebt es, verschiedene 5-Faktor-Menüs auszuprobieren. Wenn Sie jeden Morgen dasselbe frühstücken möchten, ist das in Ordnung. Sie können die Lebensmittel aber auch gerne jeden Tag neu kombinieren. Jedes der 120 Rezepte in diesem Buch ist aus ernährungswissenschaftlicher

Sicht ausgewogen und auf die 5-Faktor-Kriterien abgestimmt. Selbst wenn Sie also jeden Tag dieselben 5 Mahlzeiten zu sich nehmen – oder sogar dasselbe Gericht 5-mal am Tag! – werden Sie keine Mangelerscheinungen bekommen.

Ich habe für Sie 120 Rezepte zusammengestellt – Mahlzeiten für fast einen Monat: Vielfalt und Abwechslung sind für viele Diäthalter besonders wichtig. Diese 120 fantastischen Rezepte sind ebenso wie die 100 Rezepte in meinem Buch »5-Faktor-Fitness« nicht nur köstlich, sondern auch spielend nachzukochen. Sie gehören zu den einfachsten und praktischsten Rezepten, die Sie jemals ausprobieren werden. Das kann ich Ihnen versichern, denn ich musste sie an den seltsamsten Orten und zu den ungewöhnlichsten Zeiten spontan für meine Kunden zubereiten.

Schnell, einfach und lecker

Wenn ich mit meinen Kunden am Filmset bin, bereite ich häufig die Mahlzeiten für sie vor. Ich habe tatsächlich nur wenige Minuten Vorbereitungszeit, wenn sie unerwartet eine Drehpause haben. Diese Art von Druck hat mich zu meinen Rezepten inspiriert.

Jedes Rezept muss einfach zu kochen sein.

Jedes Rezept muss aus sehr wenigen Zutaten bestehen.

Jedes Rezept muss gut schmecken – denn ich konkurriere mit Cateringservices bei Dreharbeiten! (Halle Berry liebt meine 5-Faktor-Fajitas, während Eva Mendes meine 5-Faktor-Pizzas einfach genial findet.)

Außerdem muss jedes Rezept die 5-Faktor-Kriterien erfüllen.

Und genau das bieten Ihnen diese Rezepte. Sie entsprechen nicht nur den 5-Faktor-Kriterien, sondern sie können auch in nur 5 Minuten (zuzüglich Garzeit) zubereitet werden. Sie benötigen lediglich 5 Haupt-zutaten oder weniger (sowie Gewürze und Öl). Auch die Anzahl der Zubereitungsschritte habe ich bei jedem Rezept auf 5 limitiert. Wenn Sie noch mehr Abwechslung haben möchten, sollten Sie darüber hinaus die Rezepte in meinem Buch »5-Faktor-Fitness« ausprobieren.

Es ist einfach, 5-Faktor-Mahlzeiten zuzubereiten und die Vorzüge der 5-Faktor-Diät zu genießen. Also: Ran an den Kochtopf!

Keine weiteren Ausflüchte mehr.

Mahlzeit 1: Frühstück

Spargelcrêpes mit Toast

1 Bund Spargel

1½ Tassen Eiweiß

2/3 Tasse fettfreie Milch

4 Scheiben Vollkornbrot, getoastet

Salz und gemahlener schwarzer Pfeffer nach Geschmack

Kochspray

1. Den Spargel in ein Behältnis mit etwas Wasser legen. 1½ Minuten in der Mikrowelle erhitzen, abtropfen lassen und beiseite stellen.
2. Eiweiß mit Milch, Salz und Pfeffer verquirlen.
3. Eine antihaftbeschichtete Bratpfanne mit Kochspray einsprühen und erhitzen. Die Hälfte des Eiweißes in die Pfanne gießen. Wenn das Eiweiß zu stocken beginnt, Crêpe wenden. 30 Sekunden backen, dann die Crêpe auf ein Schneidbrett gleiten lassen. Die Hälfte des Spargels in die Mitte der Crêpe legen und fest aufrollen. Den Arbeitsschritt wiederholen, und einige Spargelstangen zum Garnieren zurückbehalten.

Servieren: Spargelcrêpes auf Teller legen und mit Toast servieren. Mit den übrigen Spargelstangen garnieren.

Portionen: 2

Frittata Italiana

1½ Tassen Eiweiß

¼ Tasse fettfreier, milder Frischkäse

1 Tasse fein gehackte, sonnengetrocknete Tomaten

4 Blätter frisches, fein gehacktes Basilikum

4 Scheiben Vollkornbrot, getoastet

Salz und gemahlener schwarzer Pfeffer nach Geschmack

Kochspray

1. Eiweiß mit Frischkäse, Salz und Pfeffer verquirlen.

2. Eine antihaftbeschichtete Bratpfanne mit Kochspray einsprühen und erhitzen. Die Eiweißmischung hineingießen und backen, bis sie zu stocken beginnt. Sofort die sonnengetrockneten Tomaten und die Basilikumblätter hinzufügen. Zugedeckt etwa zwei Minuten backen beziehungsweise bis die Eimasse komplett gestockt ist.

Servieren: Die Frittata auf ein Schneidbrett gleiten lassen und in vier Stücke teilen. Auf jedem Teller zwei Stücke auf zwei Scheiben Brot anrichten. Mit Pfeffer und zusätzlichem frischem Basilikum garnieren.

Portionen: 2

Frühstück-Burritos I

¾ Tasse Eiweiß

2 Vollkorn- oder Weizenvollkorn-Tortillas

2¼ Tassen schwarze Bohnen aus der Dose, abgetropft

½ Tasse klein geschnittener, fettfreier Mozzarella

1 Tasse Salsa

1 Teelöffel gemahlener Kreuzkümmel

1 Teelöffel Knoblauchsalz

Gemahlener schwarzer Pfeffer nach Geschmack

Kochspray

1. Backofen auf 180°C vorheizen.
2. Eiweiß, Kreuzkümmel, Knoblauchsalz und Pfeffer verquirlen. Eine antihaftbeschichtete Bratpfanne mit Kochspray einsprühen und erhitzen. Die Eiweißmischung hineingießen. Bei geringer Hitze unter Rühren erhitzen, bis das Eiweiß gestockt ist. Beiseite stellen.
3. Die Tortillas auf ein Schneidbrett legen und mit den schwarzen Bohnen belegen. Eiweiß und geriebenen Käse darauf verteilen und fest zusammenrollen. Die Burritos in Folie einwickeln und zwei Minuten backen.

Servieren: Burritos auswickeln, halbieren und mit Salsa servieren.

Portionen: 2

Frühstück-Burritos II

1 Tasse fettfreier Ricotta

¼ Tasse Eiweiß

4 Tassen gewürfelte Tomaten

4 Vollkorn- oder Weizenvollkorn-Tortillas

8 Tassen Spinatblätter

2 Teelöffel Taco-Gewürzmischung

1 Teelöffel Zwiebelpulver

Salz und gemahlener schwarzer Pfeffer nach Geschmack

Kochspray

1. Ricotta, Eiweiß, Taco-Gewürzmischung, Zwiebelpulver, Salz und Pfeffer verrühren. Tomaten unterheben. Eine antihaftbeschichtete Bratpfanne mit Kochspray einsprühen und erhitzen. Die Eiweißmischung hineingießen. Unter Rühren erhitzen, bis das Eiweiß stockt. Beiseite stellen.

2. Tortillas in der Mikrowelle 20 Sekunden erwärmen und auf ein Schneidbrett legen. Rührei und Spinat in der Mitte jeder Tortilla verteilen. Fest zusammenrollen.

Servieren: Burritos halbieren und heiß servieren.

Portionen: 2

Frühstück-Burritos III

2 Tassen Eiweiß

2 große Vollkorn- oder Weizenvollkorn-Tortillas

1¼ Tassen mexikanische Bohnen

¼ Tasse geriebener fettfreier Cheddar

1 Tasse Salsa

Kochspray

1. Eine antihaftbeschichtete Bratpfanne mit Kochspray einsprühen und erhitzen. Das Eiweiß hineingießen. Unter Rühren 1½ Minuten erhitzen. Beiseite stellen.
2. Tortillas in der Mikrowelle 15 Sekunden erwärmen. Bohnen und Eiweiß in der Mitte jeder Tortilla verteilen. Käse darüber streuen und die Tortillas fest zusammenrollen.

Servieren: Burritos halbieren und mit Salsa servieren.

Portionen: 2

Brokkoli-Cheddar-Omelett

1¼ Tassen Eiweiß

3 Tassen Brokkoliröschen, grob zerkleinert

¼ Tasse geriebener fettfreier Cheddar

4 Scheiben Vollkornbrot, getoastet

1 Teelöffel Mrs. Dash Gewürzmischung

Salz und gemahlener schwarzer Pfeffer nach Geschmack

Kochspray

Eiweiß, Gewürzmischung, Salz und Pfeffer miteinander verquirlen. Eine antihaftbeschichtete Bratpfanne mit Kochspray einsprühen und erhitzen. Das Eiweiß hineingießen und erhitzen, dabei mit einem Pfannenwender vorsichtig in die Mitte schieben. Wenden, wenn die Eiweißmischung beginnt, unten zu stocken. Mit Käse bestreuen und die Pfanne abdecken. 30 Sekunden backen beziehungsweise bis der Käse zu schmelzen beginnt.

Servieren: Das Omelett auf einen Teller gleiten lassen und in der Mitte zusammenklappen. Halbieren und mit Toast servieren.

Portionen: 2

Tipp: Anstelle von Brokkoli kann auch jedes beliebige andere grüne Gemüse verwendet werden.

Pfannkuchen mit Paprikaschoten, Mozzarella und knusprigem Schinken

1½ Tassen Eiweiß

2¾ Tassen gewürfelte Paprikaschoten

1 Esslöffel fettfreie saure Sahne

¼ Tasse geriebener fettfreier Mozzarella

2 Scheiben Puten-Schinken

Salz und gemahlener schwarzer Pfeffer nach Geschmack

Kochspray

1. Grill vorheizen. Eiweiß, Paprikaschoten, saure Sahne, Salz und Pfeffer verrühren.
2. Eine antihaftbeschichtete Crêpepfanne mit Kochspray einsprühen und erhitzen. ¼ Tasse der Eiweißmischung in die Pfanne gießen und erhitzen, bis sie teilweise gestockt ist. Wenden und fast fertig garen. Mit der restlichen Eiweißmischung genauso verfahren. Die Pfannkuchen auf antihaftbeschichtetes Backpapier legen und mit Mozzarella bestreuen. Überbacken, bis der Käse geschmolzen ist und goldbraun wird.
3. Puten-Schinken in der Mikrowelle drei Minuten erhitzen.

Servieren: Pfannkuchen und Puten-Schinken auf Tellern anrichten und servieren.

Portionen: 2

Cowboy-Omelett

2 mittelgroße Süßkartoffeln

1 Tasse Eiweiß

5 Tassen in Scheiben geschnittene Champignons

30 g magerer Schinken aus der Schweinelende, in dünne Streifen geschnitten

1 Tasse geriebener fettfreier Cheddar

1 Teelöffel Chilipulver

½ Teelöffel Knoblauchpulver

Salz und gemahlener schwarzer Pfeffer nach Geschmack

Kochspray

1 Prise gemahlener Zimt

1. Süßkartoffeln in der Mikrowelle drei Minuten erhitzen, schälen und beiseite stellen.
2. Eiweiß mit Chilipulver, Knoblauchpulver, Salz und Pfeffer verquirlen. Eine antihaftbeschichtete Bratpfanne mit Kochspray einsprühen und erhitzen. Pilze hinzufügen und anbraten, bis die Flüssigkeit größtenteils verdunstet ist. Eiweißmischung hineingießen und warten, bis das Eiweiß zu stocken beginnt. Schinken und Cheddar hinzufügen. Abdecken und garen, bis der Käse geschmolzen ist.

Servieren: Süßkartoffeln in Würfel schneiden und mit etwas Zimt, Salz und Pfeffer bestreuen. Omelett halbieren und mit den Süßkartoffeln servieren.

Portionen: 2

Eier-Gemüse-Muffins

1⅛ Tassen Eiweiß

1¾ Tassen Brokkoliröschen, grob zerkleinert

¾ Tasse gewürfelte rote und grüne Paprikaschoten

½ Tasse geriebener fettfreier Mozzarella

4 Scheiben Vollkornbrot, getoastet

Salz und gemahlener schwarzer Pfeffer nach Geschmack

Kochspray

1. Backofen auf 180°C vorheizen.
2. Eiweiß, Salz und Pfeffer verquirlen. Eine Muffinform für 12 Muffins mit Kochspray einsprühen. Das Eiweiß in die Muffinform füllen, sodass jede Vertiefung etwa halb voll ist. Brokkoli und Paprikaschoten gleichmäßig auf die Vertiefungen verteilen. Zehn Minuten backen beziehungsweise bis das Eiweiß zu stocken beginnt. Aus dem Backofen holen, und jeden Muffin mit Käse bestreuen. Wieder in den Backofen stellen und backen, bis das Eiweiß komplett gestockt und der Käse goldbraun und geschmolzen ist.

Servieren: Mit einem Messer den Rand jedes Muffins von der Form lösen, herausholen und auf ein Schneidbrett legen. Gegebenenfalls halbieren. Auf Teller stellen und mit Toast servieren.

Portionen: 2

Ei-Schinken-Sandwich

2 Scheiben Puten-Schinken

1¼ Tassen Eiweiß

4 Scheiben Vollkornbrot, getoastet

½ Tasse geriebener fettfreier Cheddar

1¼ Tassen gewürfelte Eiertomate, entkernt

Salz und gemahlener schwarzer Pfeffer nach Geschmack

Kochspray

1. Den Puten-Schinken drei Minuten in der Mikrowelle erhitzen beziehungsweise bis er knusprig ist. Beiseite stellen.

2. Eiweiß, Salz und Pfeffer verquirlen. Eine antihaftbeschichtete Bratpfanne mit Kochspray einsprühen und erhitzen. Eiweißmischung hineingießen. Unter Rühren etwa 1½ Minuten garen beziehungsweise bis das Eiweiß gestockt ist.

Servieren: Das Eiweiß auf das getoastete Brot löffeln, mit Käse, Puten-Schinken und gewürfelten Tomaten bestreuen.

Portionen: 2

Tipp: Wenn Sie keinen fettfreien Cheddar finden, können Sie stattdessen auch geriebenen, halbfetten Mozzarella verwenden.

Paprikaschoten-Frittata mit gebackener Yamswurzel

2 Tassen Eiweiß

1½ Tassen grob gehackte, rote Paprikaschote

1 Tasse geriebener fettfreier Mozzarella

2 große Yamswurzeln

2 Teelöffel Zwiebelpulver

1 Teelöffel gemahlener Kreuzkümmel

Salz und gemahlener schwarzer Pfeffer nach Geschmack

Kochspray

Eiweiß, Zwiebelpulver, Kreuzkümmel, Salz und schwarzen Pfeffer verquirlen. Gebratene Paprikaschote und geriebenen Käse unterrühren. Eine kleine Auflaufform aus Glas mit Kochspray einsprühen. Eiweißmischung hineinfüllen und vier Minuten in der Mikrowelle erhitzen. Beiseite stellen. Die Yamswurzeln jeweils 3½ Minuten in der Mikrowelle erhitzen. Halbieren und mit Pfeffer und Salz würzen.

Servieren: Die Frittata halbieren und mit Yamswurzel servieren. Mit gemahlenem, frischem Pfeffer garnieren.

Portionen: 2

Lachs-Lauch-Frittata mit Vollkorntoast

1½ Tassen Eiweiß

1 Tasse in Scheiben geschnittener Lauch (nur der weiße Teil)

2 Esslöffel fettfreier Frischkäse

60 g gehackter Räucherlachs

4 Scheiben Vollkornbrot, getoastet

Salz und gemahlener schwarzer Pfeffer

Kochspray

2 Teelöffel getrocknete Petersilie

Eiweiß, Lauch, Salz und Pfeffer verrühren. Eine kleine Auflaufform aus Glas mit Kochspray einsprühen. Eiweiß-mischung in die Form füllen, zu drei Vierteln mit Frisch-haltefolie bedecken und vier Minuten in der Mikrowelle erhitzen. Drei Minuten abkühlen lassen.

Servieren: Mit einem Messer den Rand der Frittata von der Form lösen, stürzen und auf ein Schneidbrett legen. Frittata mit Frischkäse bestreichen und mit gehacktem Räucherlachs bestreuen. Fritatta halbieren und mit Toast servieren. Mit Petersilie und Pfeffer garnieren.

Portionen: 2

Rührei-Auflauf

1 Eiertomate, entkernt und gewürfelt

1 Esslöffel Frühlingszwiebeln, in dünne Scheiben geschnitten (nur den weißen Teil)

¾ Tasse Eiweiß

½ Tasse geriebener fettfreier Mozzarella

4 Scheiben Vollkornbrot, getoastet

Kochspray

Salz und gemahlener schwarzer Pfeffer nach Geschmack

Eine antihaftbeschichtete Bratpfanne mit Kochspray einsprühen und erhitzen. Tomate und Frühlingszwiebeln anbraten, bis die Frühlingszwiebeln leicht goldbraun sind. Eiweiß mit der Hälfte des geriebenen Käses verquirlen. Unter Rühren braten, bis die Eiweißmischung fast gestockt ist. Mit Salz und Pfeffer würzen.

Servieren: Rührei in eine kleine Auflaufform füllen und mit dem restlichen Käse bestreuen. In der Mikrowelle erhitzen, bis der Käse geschmolzen ist. Mit Toast servieren.

Portionen: 2

Rührei mit Toast und Grapefruit

100 g geräucherte Putenbrust, gewürfelt

¼ Tasse Eiweiß

½ Tasse geriebener fettfreier Cheddar

4 Scheiben Vollkornbrot, getoastet

2 Grapefruits, halbiert und entkernt

Kochspray

Salz und gemahlener schwarzer Pfeffer nach Geschmack

Eine antihaftbeschichtete Bratpfanne mit Kochspray einsprühen und erhitzen. Gewürfelte Hähnchenbrust und Eiweiß hineingeben. Mit Salz und Pfeffer würzen und 2 Minuten garen. Käse darüber streuen und warten, bis der Käse geschmolzen ist.

Servieren: Rührei auf Tellern anrichten und mit Toast und Grapefruit servieren.

Portionen: 2

Räucherlachs-Omelett mit Frischkäse und Vollkorntoast

1 Tasse Eiweiß

¼ Tasse fettfreier milder Frischkäse

60 g Räucherlachs

4 Scheiben Vollkornbrot, getoastet

1¾ Tassen Orangenspalten

Salz und gemahlener schwarzer Pfeffer nach Geschmack

Kochspray

Eiweiß, Frischkäse, Salz und Pfeffer miteinander verrühren. Eine antihaftbeschichtete Bratpfanne mit Kochspray einsprühen und erhitzen. Eiweißmischung in die Pfanne füllen und während des Garens vorsichtig in die Mitte schieben. Wenn das Eiweiß fast gestockt ist, den Räucherlachs darüber streuen. Pfanne abdecken und das Omelett 30 Sekunden garen. Deckel abnehmen und mit Pfeffer garnieren.

Servieren: Omelett auf ein Schneidbrett gleiten lassen und in der Mitte zusammenklappen. Omelett halbieren und mit Toast und Orangenspalten servieren.

Portionen: 2

Geräuchertes Putenfleisch mit Tomaten-Rührei und Toast

1 Tasse Eiweiß

85 g geräucherte Delikatess-Pute, gehackt

1½ Tassen gehackte Eiertomaten

½ Tasse geriebener fettfreier Mozzarella

4 Scheiben Vollkornbrot, getoastet

Kochspray

Salz und gemahlener schwarzer Pfeffer nach Geschmack

Eine antihaftbeschichtete Bratpfanne mit Kochspray einsprühen und erhitzen. Eiweiß hineingießen und 30 Sekunden
garen. Das gehackte Putenfleisch, die Tomaten und den
geriebenen Käse darüber streuen. Unter Rühren etwa zwei
Minuten garen beziehungsweise bis das Eiweiß komplett
gestockt ist. Mit Salz und Pfeffer würzen.

Servieren: Rührei mit Toast servieren.

Portionen: 2

Tipp: Zum Mittagessen das Rührei auf den Toast löffeln und
als belegtes Brot essen.

Pommes frites aus Süßkartoffeln mit Rührei

2 große Süßkartoffeln, ½ Tasse gewürfelte Gemüsezwiebel

1 Paprikaschote, entkernt und gewürfelt

1 Tasse Eiweiß, 1 Tasse geriebener fettfreier Cheddar

Kochspray, 1½ Teelöffel Knoblauchpulver

1 Teelöffel Paprika, 1 Teelöffel zerkleinerte Chilischote

Salz und gemahlener schwarzer Pfeffer nach Geschmack

1. Die Süßkartoffeln 3½ Minuten in der Mikrowelle erhitzen, bis sie weich sind. Schälen und würfeln. Eine antihaftbeschichtete Bratpfanne mit Kochspray einsprühen und erhitzen. Zwiebel hinzufügen und eine Minute anbraten. Dann Süßkartoffeln, Paprikaschote, Knoblauchpulver, Paprika und Chilischoten beigeben. Umrühren und beiseite stellen.

2. Eine antihaftbeschichtete Bratpfanne mit Kochspray einsprühen und erhitzen. Eiweiß, Käse, Salz und gemahlenen Pfeffer hinzufügen. Unter Rühren garen, bis das Eiweiß gestockt ist.

Servieren: Rührei und Pommes frites auf Tellern anrichten. Mit gemahlenem schwarzem Pfeffer garnieren.

Portionen: 2

Tipp: Wenn Sie keinen fettfreien Cheddar finden, können Sie stattdessen auch geriebenen, halbfetten Mozzarella verwenden.

Schinkensteaks mit Apfelsauce und Toast

150 g sehr magerer Schinken, in zwei Portionen geteilt

2¾ Tassen Äpfel (Fuji), geschält, entkernt und zerkleinert

½ Tasse Magerquark

2 Scheiben Vollkornbrot, getoastet

1 Teelöffel gemahlener Zimt

¼ Teelöffel Zuckerersatzstoff

Schinkensteaks in eine heiße, antihaftbeschichtete Pfanne legen und eine Minute auf jeder Seite anbraten. In einer Schüssel die Apfelstücke mit dem Zimt und dem Zuckerersatzstoff verrühren. Die Mischung zwei Minuten in der Mikrowelle erhitzen. Die gegarten Äpfel und den Quark miteinander verrühren.

Servieren: Schinkensteaks mit Apfelsauce und Toast servieren.

Portionen: 2

Kleie-Pfannkuchen mit Ricotta

½ Tasse Kleieflocken

½ Tasse Eiweiß

½ Tasse fettfreie saure Sahne

1¾ Tassen fettfreier Ricotta

1 Esslöffel Zuckerersatzstoff

1 Prise Salz

Kochspray mit Buttergeschmack

2 Teelöffel gemahlener Zimt

Kleieflocken, Eiweiß, saure Sahne, Zuckerersatzstoff und Salz verrühren. Eine antihaftbeschichtete Bratpfanne mit Kochspray einsprühen und erhitzen. Eine dünne Schicht Teig in die Pfanne gießen. Backen, bis der Teig zu stocken beginnt. Pfannkuchen vorsichtig wenden und auf der anderen Seite anbraten, bis der Teig vollständig gestockt ist und eine hellgoldene Farbe hat.

Servieren: Pfannkuchen mit Zimt bestäuben und mit Ricotta servieren.

Portionen: 2

Haferflocken-Beeren-Pfannkuchen

1½ Tassen Eiweiß

1⅓ Tassen zerkleinerte Erdbeeren

1 Tasse Haferflocken

1 Tasse fettfreie saure Sahne

1 Tasse Heidelbeeren

1 ¼ Teelöffel Zuckerersatzstoff

Kochspray mit Buttergeschmack

1. Eiweiß, Erdbeeren, Haferflocken und Zuckerersatzstoff miteinander verrühren.

2. Eine antihaftbeschichtete Bratpfanne mit Kochspray einsprühen und erhitzen. ¼ Tasse des Teigs in die Pfanne gießen. Backen, bis der Teig am Rand gestockt ist, dann mit einem Pfannenwender in die Mitte schieben. Backen, bis der Teig in der Mitte zu stocken beginnt. Pfannkuchen wenden oder Pfanne abdecken. Eine Minute braten. Mit dem restlichen Teig wiederholen.

Servieren: Pfannkuchen auf Teller gleiten lassen und mit saurer Sahne bestreichen. Mit Heidelbeeren garnieren.

Portionen: 2

Armer Ritter mit Ricotta

²⁄₃ Tasse Eiweiß

²⁄₃ Tasse fettfreie Milch

2 Scheiben Vollkornbrot

⅛ Tasse fettfreier Ricotta

1 Teelöffel Zuckerersatzstoff

1 Prise Salz

Kochspray

1 Teelöffel gemahlener Zimt

1. Eiweiß, Milch, Zuckerersatzstoff und Salz verquirlen. Das Brot in die Eiweißmischung legen. Überschüssige Flüssigkeit abtropfen lassen.
2. Eine antihaftbeschichtete Bratpfanne mit Kochspray einsprühen und erhitzen. Brotscheiben nacheinander anbraten, bis jede Seite hellbraun ist.

Servieren: Brotscheiben auf einem Teller anrichten und mit Ricotta bestreichen. Mit Zimt garnieren.

Portionen: 1

Bunter Obstquark

4 Orangen

1 Kelle Proteinpulver (100 % Molkenpulver)

1 Tasse Magerquark

2 Äpfel (Granny Smith), entkernt und in Spalten geschnitten

2 Tassen geviertelte Erdbeeren

1 Teelöffel gemahlener Ingwer

1. Drei der Orangen schälen und in Spalten teilen, die vierte Orange entsaften. Den Orangensaft, das Proteinpulver und das Ingwerpulver unter den Quark rühren.
2. Den Obstquark in Schälchen füllen und mit Erdbeeren, Orangen- und Apfelspalten belegen. Kühl servieren.

Portionen: 2

Weizengrieß mit Proteinen

2¼ Tassen fettfreie Milch

¾ Tasse Weizengrieß

1 Kelle Proteinpulver (100 % Molkenpulver)

1 Teelöffel gemahlener Zimt

In einem Kochtopf Milch, Grieß und Proteinpulver verrühren und aufkochen. Rühren, bis eine weiche, cremige Masse entsteht.

Servieren: In zwei Schalen füllen und mit Zimt garnieren.

Portionen: 2

Tipp: Statt 100-Prozent-Molkenpulver kann auch Sojaeiweiß verwendet werden.

Kashi GoLean mit fettfreier Milch

2 Tassen Kashi GoLean oder ein anderes,
ballaststoffreiches Vollkorngetreide
2 Tassen fettfreie Milch

Servieren: Getreide in zwei Schalen füllen und mit Milch übergießen.

Portionen: 2

Tipp: Kashi GoLean gibt es in der Bio-Abteilung von Super- und Drogeriemärkten

Mahlzeit 2 und 4: Snacks

Apfel-Puten-Rolle mit Würzsauce und Senf

140 g Delikatess-Putenbrust, in Scheiben

3 Äpfel (Granny Smith), entkernt und in dünne Scheiben geschnitten

2 Esslöffel pikante Gemüse-Würzsauce

1 Esslöffel körniger Senf

Putenbrust auf ein Schneidbrett legen. Apfelscheiben auf das Putenfleisch legen, mit Würzsauce und Senf bestreichen. Fest zusammenrollen und mit einem Zahnstocher feststecken.

Servieren: Die Rollen im Voraus zubereiten, in Frischhaltefolie einwickeln und kühl stellen.

Portionen: 2

Endivie mit Artischocken-Käse-Füllung

2 Tassen Artischockenherzen aus der Dose, abgetropft

½ Tasse fettfreier milder Frischkäse

2 Esslöffel geriebener fettfreier Mozzarella

1 ganze Endivie

1 Teelöffel getrocknete Petersilie

1 Teelöffel Zwiebelpulver

Salz und gemahlener schwarzer Pfeffer nach Geschmack

In einer Küchenmaschine Artischockenherzen, Frischkäse, Mozzarella, Petersilie, Zwiebelpulver, Salz und Pfeffer miteinander verrühren.

Servieren: Einzelne Blätter der Endivie auf einer Servierplatte anrichten. Die Artischocken-Käse-Füllung auf die Endivienblätter setzen.

Portionen: 2

Bruschetta

¾ Tasse fein gehackte, sonnengetrocknete Tomaten

4 Vollkorncracker

⅔ Tasse geriebener fettfreier Mozzarella

1 Teelöffel Knoblauchpulver

½ Teelöffel Zwiebelpulver

1 Teelöffel italienische Gewürzmischung

Gemahlener schwarzer Pfeffer nach Geschmack

Grill auf mittlerer Stufe vorheizen. Sonnengetrocknete Tomaten auf die Cracker legen und mit Mozzarella bedecken.
Mit Knoblauchpulver und Zwiebelpulver würzen. Überbacken,
bis der Käse geschmolzen ist.

Servieren: Mit italienischen Gewürzen und Pfeffer
garnieren.

Portionen: 2

Käse-Birne

2 Birnen, entkernt und in Spalten geschnitten

1 Tasse fettfreier Ricotta

Gemahlener schwarzer Pfeffer

Servieren: Die Birnenspalten auf einem Teller anrichten und Ricotta über die Birnen verteilen. Mit gemahlenem schwarzem Pfeffer garnieren.

Portionen: 2

Hähnchen-Käse-Happen

30 g fettfreie Delikatess-Hähnchenbrust in dünnen Scheiben

120 g fettfreier Schweizer Käse, in Scheiben geschnitten

4 Mehrkorncracker

1 Tasse Salsa

Servieren: Die Hähnchenbrustscheiben um den Käse wickeln und auf Cracker legen. Mit Salsa garnieren.

Portionen: 2

Hähnchensalat mit Äpfeln

80 g Hähnchenbrust ohne Knochen und Haut

2 Tassen Apfelwürfel (Granny Smith), geschält und entkernt

1¾ Tassen fein gewürfelter Sellerie

1 Tasse fettfreie saure Sahne

½ Teelöffel Selleriesamen

1 Esslöffel Zwiebelsalz

1. In einem kleinen Topf das Hähnchen in Wasser kochen, bis es gar ist. Abtropfen und abkühlen lassen, dann würfeln.

2. In einer Schüssel Hähnchen, Äpfel, Sellerie, saure Sahne, Zwiebelsalz und Selleriesamen miteinander verrühren. Abdecken und kalt stellen.

Servieren: Hähnchensalat in kleine Schalen füllen.

Portionen: 2

Knusprige Selleriestifte mit Knoblauch-Hummus und geräucherter Pute

1 Knoblauchzehe, geschält

1 Tasse gekochte Kichererbsen, abgespült und abgetropft

3 Esslöffel frisch gepresster Zitronensaft

1 Stange Sellerie, in große Stücke geschnitten

85 g fettfreies Delikatess-Putenfleisch in Scheiben

½ Teelöffel Olivenöl

Salz und gemahlener schwarzer Pfeffer nach Geschmack

1 Teelöffel getrocknete Petersilie

Backofen auf 180°C vorheizen. Die Knoblauchzehe in Alufolie einwickeln und zehn Minuten grillen. Für den Hummus in einer Küchenmaschine den gerösteten Knoblauch, die Kichererbsen, den Zitronensaft und das Olivenöl verrühren, bis eine glatte Masse entsteht. Mit Salz und Pfeffer würzen. (Wenn das Püree zu dick ist, etwas Wasser hinzufügen, bis es die gewünschte Konsistenz hat.)

Servieren: Die Selleriestifte mit den Putenscheiben auf Tellern anrichten. Hummus in eine kleine Schale füllen und mit getrockneter Petersilie garnieren.

Portionen: 2

Edamame* und Thunfisch-Sashimi mit Ingwer-Frühlingszwiebel-Vinaigrette

⅓ Tasse Edamame, enthülst

3 Teelöffel geriebener Ingwer

3 Teelöffel Frühlingszwiebeln, in Scheiben geschnitten

3 Tassen geriebene Karotte

65 g Gelbflossen-Thunfisch in Sushi-Qualität, dünn geschnitten

½ Tasse Wasser

1 Esslöffel Sojasauce

Salz nach Geschmack

Edamame zwei Minuten in kochendem Wasser garen. Abgießen und beiseite stellen. Für die Vinaigrette Wasser, Sojasauce, Ingwer und Frühlingszwiebeln verrühren. Geriebene Karotte und Thunfischscheiben unter die Vinaigrette heben.

Servieren: Edamame warm in der Mitte des Tellers anrichten und mit etwas Salz bestreuen. Karotten und Thunfisch-Scheiben um die Edamame drapieren.

Portionen: 2

Tipp: Die Kombination aus warmer Edamame und kaltem Thunfisch macht dieses Gericht zu einem besonders erfrischenden Snack.

*Edamame sind grüne, junge Sojabohnen und vor allem in Asialäden erhältlich

Hähnchenspieß mit Karotten-Ingwer-Vinaigrette

1¾ Tassen geriebene Karotten; 1 Apfel (Granny Smith), gerieben

½ Tasse Reisweinessig

140 g Hähnchenbrust, ohne Haut und Knochen, in mundgerechte Stücke geschnitten

1 Paprikaschote, entkernt und gewürfelt

1 Teelöffel gemahlener Ingwer

Salz und gemahlener schwarzer Pfeffer nach Geschmack; Kochspray

1. In einem Mixer oder in der Küchenmaschine Karotten, Apfel, Reisweinessig, Ingwer, Salz und gemahlenen schwarzen Pfeffer mixen, bis eine glatte Masse entsteht. Kalt stellen. Wenn die Vinaigrette zu dickflüssig ist, etwas Wasser hinzufügen.
2. Abwechselnd Hähnchen und Paprikaschote auf Spieße stecken. Mit etwas Kochspray einsprühen, mit Salz und gemahlenem schwarzem Pfeffer würzen. Spieße auf einem heißen, antihaftbeschichteten Grillblech zehn Minuten grillen beziehungsweise bis das Hähnchen gar ist.

Servieren: Hähnchenspieße auf Teller legen und mit Vinaigrette beträufeln. Warm servieren.

Portionen: 2

Tipp: Wenn die doppelte Menge zubereitet wird, kann dieser Snack auch als Mittagessen verwendet werden.

Hähnchenscheiben mit Käse und Crackern

6 Vollkorncracker oder andere ballaststoffreiche Cracker mit wenig Zucker

60 g geräuchertes Delikatess-Hähnchenfleisch in dünnen Scheiben

60 g fettfreier Cheddar, dünn geschnitten

½ Pfirsich, entkernt und in dünne Scheiben geschnitten

½ Birne, entkernt und in dünne Scheiben geschnitten

Servieren: Cracker auf einem Teller mit Hähnchen, Käse und Obstscheiben servieren.

Portionen: 2

Birnen-Rucola-Salat mit Ricotta

1 Scheibe Puten-Schinken

1½ Tassen Rucola

2 Birnen, entkernt und in dünne Scheiben geschnitten

¾ Tasse milder, fettfreier Ricotta

1 Zitrone, halbiert

Salz und gemahlener schwarzer Pfeffer nach Geschmack

Den Puten-Schinken zwei Minuten in der Mikrowelle erhitzen beziehungsweise bis er knusprig ist. Schinken in kleine Stücke schneiden.

Servieren: Rucola auf einem Teller anordnen, Birnenscheiben und Schinkenstücke darauf drapieren. Den Ricotta auf dem Tellerrand platzieren. Frisch gepressten Zitronensaft über den Salat gießen. Mit Salz und Pfeffer würzen.

Portionen: 2

Gebackener Spargel mit Putenfleisch

20 Stangen Spargel

170 g fettfreies Delikatess-Putenfleisch, dünn geschnitten

2 Tassen geriebene Karotten

½ Tasse rote Zwiebeln, in sehr dünne Scheiben geschnitten

Kochspray

Salz und gemahlener schwarzer Pfeffer nach Geschmack

1. Backofen auf 180° C vorheizen.
2. Spargelstangen mit dem Kochspray einsprühen, mit Salz und Pfeffer würzen. Im Backofen vier Minuten backen.

Servieren: Die Putenscheiben auf ein Schneidbrett legen. Geriebene Karotten darüber streuen und die gebackenen Spargelstangen in die Mitte des Tellers legen. Das Fleisch fest um die Karotten und den Spargel wickeln. Mit den Zwiebelscheiben garnieren.

Portionen: 2

Obstsalat mit geräucherter Pute

1½ Tassen geviertelte Erdbeeren

1 Tasse Orangenspalten

1 Apfel (Granny Smith), in Spalten geschnitten

30 g geräuchertes Putenfleisch, in Würfel geschnitten

½ Tasse Magerquark

Putenwürfel, Erdbeeren, Orangen- und Apfelspalten vorsichtig mischen. Bis zum Servieren kühl stellen.

Servieren: Quark in Schalen füllen und mit der Puten-Obstmischung belegen.

Portionen: 2

Lachs-Sashimi mit Pflaumen

1 Knoblauchzehe, zerdrückt

350 g Pflaumen, entsteint und in dünne Scheiben geschnitten

85 g frischer Lachs, in hauchdünne Scheiben geschnitten

1 Frühlingszwiebel, in dünne Scheiben geschnitten

¼ Tasse natriumarme Sojasauce

1 Teelöffel gemahlener Ingwer

½ Teelöffel Wasabipulver

½ Teelöffel Zuckerersatzstoff

2 Teelöffel Sesam

1. Sojasauce, Knoblauch, Ingwer, Wasabi und Zuckerersatzstoff verrühren.
2. Die Hälfte der Pflaumenhälften auf einen Teller legen. Lachs auf die Pflaumen verteilen, und die restlichen Pflaumenhälften darauf setzen. Sojamischung darüber gießen. Kalt stellen.

Servieren: Mit Frühlingszwiebeln und Sesam garnieren.

Portionen: 2

Eiersalat mit Toastecken

4 hart gekochte Eier ohne Eigelb

1 hart gekochtes Ei

2 Esslöffel fettfreie Mayonnaise

2 Stangen Sellerie, fein gewürfelt

2 Scheiben Vollkornbrot, getoastet

1 Teelöffel Zwiebelpulver

1 Prise Selleriesamen

Salz und gemahlener schwarzer Pfeffer nach Geschmack

Eiweiß und ganzes Ei hacken und in eine Schüssel geben. Mayonnaise, Sellerie, Zwiebelpulver, Selleriesamen, Salz und Pfeffer untermischen.

Servieren: Brot in Viertel schneiden und mit dem Eiersalat servieren.

Portionen: 2

Ei-Sellerie-Platte mit Senf-Balsamico-Sauce

3 hart gekochte Eier ohne Eigelb

1¾ Tassen fettfreie saure Sahne

½ Tasse Balsamicoessig

3 Teelöffel Dijon-Senf

4 Selleriestangen, in kleine Stücke geschnitten

Salz und gemahlener schwarzer Pfeffer nach Geschmack

Eiweiß vierteln und beiseite stellen. Saure Sahne, Balsamicoessig, Senf, Salz und Pfeffer verrühren.

Servieren: Eiweiß und Selleriestücke auf einem Teller anordnen. Mit Sauce beträufeln und mit weißem Pfeffer garnieren.

Portionen: 2

Hotdog-Spieße mit Cherry-Tomaten und Essiggurken

4 vegetarische Hotdogs

3 Tassen halbierte Champignons

2 Tassen Cherry-Tomaten

1 Tasse Essiggurken, in Stücke geschnitten

3 Esslöffel Dijon-Senf

Die vegetarischen Hotdogs 1½ Minuten in der Mikrowelle erwärmen. Jeden Hotdog in vier Stücke schneiden. Abwechselnd Hotdog-Stücke, Pilze, Tomaten und Essiggurke auf Spieße stecken.

Servieren: Warm oder kalt mit Dijon-Senf servieren.

Portionen: 2

Spinat-Frittata mit Toast

½ Tasse Eiweiß

4 Tassen Spinat

2 Esslöffel geriebener fettreduzierter Mozzarella

4 Scheiben Weizenvollkornbrot, getoastet

1 Prise Zwiebelpulver

1 Prise Knoblauchsalz

Gemahlener schwarzer Pfeffer nach Geschmack

Olivenöl-Kochspray

Eiweiß, Zwiebelpulver, Knoblauchsalz und Pfeffer verrühren. Eine antihaftbeschichtete Bratpfanne mit Kochspray einsprühen und erhitzen. Eiweißmischung hineingießen und backen, bis sie zu stocken beginnt. Dann Spinat hinzufügen und Pfanne abdecken. Backen, bis die Eier auch oben gestockt sind. Frittata mit Käse bestreuen und warten, bis dieser geschmolzen ist.

Servieren: Frittata in Spalten schneiden und heiß oder kalt mit Toast servieren.

Portionen: 2

Hart gekochte Eier mit Thunfischfüllung

½ Tasse Thunfisch im eigenen Saft, abgetropft

½ Tasse fettfreie saure Sahne

¼ Tasse dünn geschnittene Frühlingszwiebel

2 hart gekochte Eier, halbiert und ohne Eigelb

3 Tassen geriebene Karotten

1 Teelöffel Zwiebelpulver

1 Teelöffel Knoblauchpulver

Salz und gemahlener schwarzer Pfeffer nach Geschmack

In einer Schüssel Thunfisch, saure Sahne, Frühlingszwiebeln, Zwiebelpulver, Knoblauchpulver, Salz und Pfeffer verrühren, bis eine glatte Masse entsteht. Eihälften mit der Thunfischmischung füllen.

Servieren: Auf einem Teller aus geriebenen Karotten ein Nest formen und die gefüllten Eier hineinsetzen. Mit weißem Pfeffer garnieren.

Portionen: 2

Roastbeef mit Karotten-Birnen-Salat

1½ Tassen geriebene Karotten

1 Birne, entkernt und in kleine Stücke geschnitten

¼ Tasse fettfreie saure Sahne

1 Esslöffel Meerrettich

120 g Delikatess-Roastbeef, in dünne Scheiben geschnitten

1 Teelöffel Limettensaft

Salz und gemahlener schwarzer Pfeffer nach Geschmack

Geriebene Karotten, Birne und Limettensaft verrühren. Saure Sahne und Meerrettich verrühren und vorsichtig unter die Karottenmischung ziehen.

Servieren: Roastbeef mit Salz und Pfeffer würzen und mit dem Salat servieren.

Portionen: 2

Pikante Riesenkrevetten mit Dip aus schwarzen Bohnen

6 Riesenkrevetten, geschält und entdarmt

1 1/3 Tassen schwarze Bohnen aus der Dose, abgetropft

1/4 Tasse rote Zwiebel, in dünne Scheiben geschnitten

1 Limette

4 Esslöffel ganze Korianderblätter

1 Teelöffel Chilischoten

Salz und gemahlener schwarzer Pfeffer nach Geschmack

Kochspray

1. Krevetten mit der Hälfte des Chilis, Salz und gemahlenem schwarzem Pfeffer würzen. Eine antihaftbeschichtete Bratpfanne mit Kochspray einsprühen und erhitzen. Krevetten zwei Minuten anbraten beziehungsweise bis sie nicht mehr durchsichtig sind.

2. Die schwarzen Bohnen mit der roten Zwiebel und dem Saft einer halben Limette, Koriander, dem restlichen Chili, Salz und gemahlenem schwarzem Pfeffer verrühren.

Servieren: Die Bohnen-Mischung in eine Schüssel füllen und mit den Krevetten servieren. Die zweite Limettenhälfte in Scheiben schneiden und zum Garnieren verwenden.

Portionen: 2

Karottenstifte mit Zwiebeldip

¾ Tasse fettfreie saure Sahne

½ Tasse fettfreier Frischkäse

1 Esslöffel Pulver für Zwiebelsuppe

350 g Karotten, in Stifte geschnitten

Saure Sahne, Frischkäse und Zwiebelsuppenpulver verrühren, bis eine glatte Masse entsteht.

Servieren: Die Karottenstifte auf einem Teller anrichten und mit dem Zwiebeldip servieren.

Portionen: 2

Spinatdip mit Karottenstiften

550 g Spinatblätter

1 Tasse fettfreie saure Sahne

¼ Tasse geriebener fettfreier Mozzarella

3 Karotten, in Stifte geschnitten

1 Teelöffel Zwiebelpulver

1 Teelöffel Knoblauchpulver

Salz und gemahlener schwarzer Pfeffer nach Geschmack

Spinat, saure Sahne, Mozzarella, Zwiebelpulver, Knoblauchpulver, Salz und Pfeffer miteinander verrühren. 1½ Minuten
in der Mikrowelle erhitzen.

Servieren: Den Spinatdip mit den Karottenstiften servieren.

Portionen: 2

Räucherlachs-Mousse mit Crackern

60 g Räucherlachs

¼ Tasse fettfreier Frischkäse

6 Esslöffel frisch gepresster Zitronesaft

6 Mehrkorncracker oder andere ballaststoffreiche Cracker mit wenig Zucker

Salz und gemahlener schwarzer Pfeffer nach Geschmack

1 Teelöffel getrockneter Dill

In einer Küchenmaschine den Räucherlachs mit Frischkäse, Zitronensaft, Salz und Pfeffer verrühren, bis eine glatte Masse entstanden ist.

Servieren: Die Lachsmousse mit Crackern auf einem Teller anrichten. Mit getrocknetem Dill und Pfeffer garnieren.

Portionen: 2

Weiße Bohnen-Dip

½ Tasse fettfreier Frischkäse

⅓ Tasse weiße Bohnen, abgetropft

1 Esslöffel frisch gepresster Zitronensaft

1 Stange Sellerie, in Stifte geschnitten

Salz und gemahlener schwarzer Pfeffer nach Geschmack

In einer Küchenmaschine Frischkäse, weiße Bohnen, Zitronensaft, Salz und Pfeffer verrühren, bis eine glatte Paste entsteht.

Servieren: Selleriestifte auf einem Teller anrichten und mit dem Bohnendip servieren.

Portionen: 2

Tortillas mit Salsa

3 große Vollkorn- oder Weizenvollkorn-Tortillas, in Dreiecke geschnitten

½ Esslöffel fettfreie saure Sahne

1 Tasse Salsa

½ Tasse geriebener fettfreier Cheddar

1 Frühlingszwiebel, in dünne Scheiben geschnitten

Backofen auf 180° C vorheizen. Die Tortilladreiecke in eine Backform legen und backen, bis sie knusprig sind. Beiseite stellen und abkühlen lassen.

Servieren: Die Tortillas in zwei flache Schalen legen und einen Klecks saure Sahne darauf verteilen. Die Salsa über die saure Sahne gießen. Cheddar darüber streuen und mit Frühlingszwiebeln garnieren.

Portionen: 2

Pesto-Chips mit Tomaten und Käse

¾ Tasse fettfreier Ricotta

6 Mehrkorncracker (Pesto-Geschmack oder ähnliches)

8 kleine Tomaten, in Scheiben geschnitten

2 Esslöffel Basilikumblätter

Salz und gemahlener schwarzer Pfeffer nach Geschmack

Reichlich Ricotta auf jeden Cracker streichen. Tomaten mit Salz würzen und auf die Cracker legen.

Servieren: Tomaten mit Pfeffer und Basilikumblättern garnieren.

Portionen: 2

Gedünstete Äpfel auf Reiswaffeln

2 Äpfel (Granny Smith), geschält, entkernt und in Spalten geschnitten

4 Reiswaffeln

1 Esslöffel Magerquark

40 g geräuchertes Puten-Dörrfleisch, in dünne Scheiben geschnitten

Kochspray

1 Prise gemahlener Zimt

Eine antihaftbeschichtete Bratpfanne mit Kochspray einsprühen und erhitzen. Apfelspalten anbraten, bis sie weich zu werden beginnen. Mit Zimt würzen.

Servieren: Reiswaffeln auf Teller legen und mit Quark bestreichen. Äpfel darauf legen. Mit dem Putendörrfleisch garnieren.

Portionen: 2

Tipp: Das salzige Dörrfleisch bildet einen schönen Kontrast zu den süßen Äpfeln.

Birnen mit Erdnussbutter-Dip

⅓ Tasse fettfreier Frischkäse

2 Teelöffel Erdnussbutter

2 Birnen, entkernt und in Spalten geschnitten

Frischkäse mit Erdnussbutter verrühren.

Servieren: Frischkäsemischung auf die Birnenspalten häufen.

Portionen: 2

Quark mit Birnen

2 Birnen, entkernt und in Spalten geschnitten

1 Teelöffel frisch gepresster Zitronensaft

1¼ Tassen Magerquark

1½ Teelöffel Zuckerersatzstoff

Birnenspalten mit Zitronensaft beträufeln. Quark mit Zuckerersatzstoff verrühren.

Servieren: Birnenspalten mit Quark-Dip servieren.

Portionen: 2

Obstspieße mit Quark

1 Birne, entkernt und gewürfelt

1 Teelöffel frisch gepresster Zitronensaft

20 Erdbeeren ohne Stiele

1 Pfirsich, entsteint und gewürfelt

1⅛ Tassen Magerquark

1. Birnenwürfel mit etwas Zitronensaft beträufeln.
2. Birnenwürfel, Erdbeeren und Pfirsichwürfel auf Spieße stecken. Bis zum Servieren kalt stellen.

Servieren: Obstspieße mit Quark servieren.

Portionen: 2

Tipp: Für dieses Rezept können auch andere zur 5-Faktor-Diät passenden Obstsorten gewählt werden.

Erdbeer-Haferflocken-Riegel mit Joghurt

1 Tasse Erdbeeren, in Scheiben geschnitten

½ Tasse Haferflocken

½ Tasse Eiweiß

½ Tasse fettfreier Naturjoghurt

2 Teelöffel Zuckerersatzstoff

Kochspray

1. Backofen auf 150° C vorheizen. Erdbeeren, Haferflocken, Eiweiß und 1 Teelöffel Zuckerersatzstoff verrühren.
2. Eine flache Auflaufform mit Kochspray einsprühen. Die Erdbeermischung hineinfüllen und 15 bis 20 Minuten backen. Beiseite stellen und auskühlen lassen.
3. Temperatur des Backofens auf 220° C erhöhen. Kuchen in Riegel schneiden. Auflaufform erneut mit Kochspray einsprühen. Die Riegel wieder hineinlegen und weitere fünf Minuten backen, bis sie knusprig und goldbraun sind. Abkühlen lassen.

Servieren: Den restlichen Zuckerersatzstoff in den Joghurt rühren. Die Riegel mit dem Joghurt zum Dippen servieren.

Portionen: 2

Toast mit Beeren und Kakao-Quark

1 Tasse frische Beeren

2 Scheiben Vollkornbrot, getoastet

½ Tasse Magerquark

1 Esslöffel ungesüßtes Kakaopulver

2 Teelöffel Zuckerersatzstoff

Beeren mit einer Gabel zerdrücken und auf das Brot streichen.

Quark mit Kakao und Zuckerersatzstoff verrühren.

Servieren: Toast mit Beeren und Quark servieren.

Portionen: 2

Karamell-Apfelpudding

1 Apfel (Fuji), geschält, entkernt und gewürfelt

1 Päckchen zuckerfreies, fettfreies Karamellpuddingpulver

1½ Tassen kalte, fettfreie Milch

1 Tasse fettfreier, milder Ricotta

Apfel und zwei Esslöffel Wasser in eine Schüssel geben. Zwei Minuten in der Mikrowelle erhitzen und zum Abkühlen beiseite stellen. Puddingpulver mit der Milch verrühren, bis eine glatte Masse entsteht.

Apfelwürfel unterheben.

Servieren: Jeweils ½ Tasse Ricotta in zwei Schälchen füllen und Pudding darauf verteilen.

Portionen: 2

Käsekuchen

1½ Esslöffel Gelatinepulver ohne Geschmack

½ Tasse fettfreier Frischkäse

½ Tasse fettfreie saure Sahne

3 Tassen Erdbeeren

¼ Tasse Wasser

3 Teelöffel Zuckerersatzstoff

Mark einer Vanilleschote

In einer Schüssel die Gelatine in Wasser auflösen. Frischkäse, saure Sahne, Zuckerersatzstoff und Vanillemark
hineinrühren. Gelatinemischung in eine gläserne Auflaufform
gießen und kühl stellen, bis sie fest geworden ist.

Servieren: Käsekuchen auf Tellern anrichten und mit Erdbeeren garnieren.

Portionen: 2

Schokoladen-Beeren-Parfait

1 Päckchen zuckerfreies, fettfreies Schokoladenpuddingpulver

1 Tasse fettfreie Milch

¾ Tasse Magerquark

½ Tasse fettfreier Naturjoghurt

1¼ Tassen frische Himbeeren

1 Teelöffel Zuckerersatzstoff

Schokoladenpuddingpulver mit der fettfreien Milch verrühren, bis eine glatte Masse entsteht. In einer zweiten Schüssel Quark, Joghurt und Zuckerersatzstoff verrühren.

Servieren: 1 Esslöffel Pudding in jede Schale füllen. 1 Esslöffel Quarkmischung darauf setzen und einige Himbeeren darüber streuen. Weitere Schichten übereinander herstellen, bis alle Zutaten verbraucht sind. Mit weiteren Himbeeren garnieren.

Portionen: 2

Espresso-Panna Cotta

1 Tasse fettfreier Naturjoghurt

1 Tasse fettfreie saure Sahne oder Quark

1 Schuss abgekühlter Espresso

1 Esslöffel fein gehackte Zartbitterschokolade

Mark einer Vanilleschote

2 Teelöffel Zuckerersatzstoff

Joghurt, saure Sahne, Espresso, Schokolade, Vanillemark und Zuckerersatzstoff zu einer glatten Masse verrühren. In zwei Schälchen füllen und bis zum Servieren kühl stellen.

Servieren: Gekühlt servieren.

Portionen: 2

Tipp: Für dieses Rezept kann auch koffeinfreier Espresso verwendet werden. Nach Geschmack sind auch ein Schuss fett- und zuckerfreier Amaretto, Whiskeylikör oder ähnliches möglich.

Frische Feigen mit Balsamico-Creme

1 Tasse Magerquark

2 Esslöffel fettfreie saure Sahne

½ Esslöffel Balsamicoessig

6 Feigen, geviertelt

1 Teelöffel Zuckerersatzstoff

Gemahlener schwarzer Pfeffer nach Geschmack

In der Küchenmaschine Quark, saure Sahne, Balsamicoessig und Zuckerersatzstoff verrühren, bis eine glatte Masse entsteht.

Servieren: Feigenviertel auf Tellern anrichten und die Sauce darüber gießen. Mit Pfeffer garnieren.

Portionen: 2

Apfelspalten mit Zimtcreme

1 Apfel (Granny Smith), entkernt und in Spalten geschnitten

1 Teelöffel frisch gepresster Zitronensaft

1 Tasse fettfreie saure Sahne

¾ Tasse fettfreier, milder Frischkäse

2 Teelöffel gemahlener Zimt

2 Teelöffel Zuckerersatzstoff

Apfelspalten mit Zitronensaft beträufeln. Saure Sahne, Frischkäse, Zimt und Zuckerersatzstoff verrühren. 30 Sekunden in der Mikrowelle erwärmen.

Servieren: Apfelspalten auf Tellern anrichten und mit der Zimtcreme garnieren.

Portionen: 2

Gedünstete Pfirsiche mit Ricotta

650 g Pfirsiche, entsteint und in Spalten geschnitten

1 Tasse fettfreier Ricotta

Kochspray

2 Teelöffel Zuckerersatzstoff

Eine antihaftbeschichtete Bratpfanne mit Kochspray einsprühen und erhitzen. Pfirsichspalten anbraten, bis sie weich werden. Dann auf der anderen Seite ebenfalls anbraten.

Servieren: Fettfreien Ricotta in kleine Schalen füllen und mit Pfirsichspalten belegen. Mit Zuckerersatzstoff beträufeln und sofort servieren.

Portionen: 2

Tipp: Statt Pfirsichen können auch Äpfel oder Birnen verwendet werden.

Himbeergötterspeise mit Beeren und Joghurt

1 Päckchen zuckerfreie Himbeergötterspeise

⅔ Tasse fettfreier Naturjoghurt

3 Tassen geviertelte Erdbeeren

2 Tassen Himbeeren

⅓ Tasse Heidelbeeren

Götterspeise nach Packungsanweisung zubereiten. In Schälchen füllen und kalt stellen, bis die Masse fest wird.

Servieren: Joghurt auf der Götterspeise verteilen. Mit Erdbeeren, Himbeeren und Heidelbeeren garnieren.

Portionen: 2

Himbeergelatine mit Quark

2 Päckchen zuckerfreie Himbeergötterspeise

3½ Tassen frische Himbeeren

1 Tasse Magerquark

Götterspeise nach Packungsanweisung zubereiten. In Eis-
würfelbereiter füllen, jeweils eine Himbeere hineinlegen und
kalt stellen, bis die Masse fest wird.

Servieren: Die Götterspeisewürfel aus der Form lösen und
in eine Schale füllen. Quark und restliche Himbeeren vorsichtig unterrühren. Sofort servieren.

Portionen: 2

Zitronenjoghurt mit Kiwi

1 Tasse fettfreier Naturjoghurt

1 Tasse fettfreie saure Sahne

1 Esslöffel frisch gepresster Zitronensaft

2 Zweige frische Minze

2 Kiwis, geschält und gewürfelt

1 Teelöffel Zuckerersatzstoff

Joghurt, saure Sahne, Zitronensaft und Zuckerersatzstoff verrühren. Einen Minzezweig hacken und mit den Kiwiwürfeln vermengen.

Servieren: Joghurtmischung in kleine Schalen füllen und Kiwi darauf drapieren. Mit den restlichen Minzeblättern garnieren.

Portionen: 2

Zitronenpie

1 Esslöffel Gelatinepulver ohne Geschmack

½ Tasse fettfreier, milder Frischkäse

½ Tasse fettfreie saure Sahne

¼ Tasse warmes Wasser

2 Teelöffel Zuckerersatzstoff

2 Teelöffel Zitronenextrakt

2 Teelöffel Zitronenschale

In einer Schüssel Gelatine in warmem Wasser auflösen. Frischkäse, saure Sahne, Zuckerersatzstoff und Zitronenextrakt zu einer glatten Masse verrühren. In eine Pieform füllen und kühl stellen, bis die Masse gestockt ist.

Servieren: Zitronenmischung auf Tellern anrichten und mit Zitronenschale garnieren.

Portionen: 2

Tipp: Gelatinepulver ohne Geschmack steht in den meisten Supermärkten beim Puddingpulver.

Schokolade-Pfefferminz-Shake

3½ Tassen geviertelte Erdbeeren

2¼ Tassen fettfreie Milch

¾ Kelle Proteinpulver

1 Esslöffel ungesüßtes Kakaopulver

1 Zweig frische Minze

1½ Teelöffel Zuckerersatzstoff

Eiswürfel

Erdbeeren, Milch, Proteinpulver, Kakaopulver, Zuckerersatz-stoff und Minze mixen, bis eine glatte Masse entsteht.

Servieren: Mit Eiswürfeln in große Gläser füllen und sofort servieren.

Portionen: 2

Passionsfrucht-Mandarinen-Shake

8 Passionsfrüchte

1 Tasse Mandarinenspalten

2 Kellen Proteinpulver (100 % Molkenpulver)

2¾ Tassen fettfreie Milch

2 Teelöffel Zuckerersatzstoff

Eiswürfel

Passionsfrüchte halbieren, mit einem Löffel Fruchtfleisch und Samen herausholen. Passionsfrucht, Mandarinenspalten, Proteinpulver und Zuckerersatzstoff mixen. Milch hinzufügen und mixen, bis die Masse glatt ist.

Servieren: Mit Eiswürfeln in große Gläser füllen.

Portionen: 2

Tipp: : Statt frischer Passionsfrüchte kann auch tiefgefrorenes Fruchtfleisch im Supermarkt gekauft werden.

Protein-Shake mit Passionsfrüchten und Himbeeren

2 Passionsfrüchte

1 Tasse Himbeeren

¾ Tasse fettfreie Milch

1 Kelle Proteinpulver (100 Prozent Molke)

3 Teelöffel Zuckerersatzstoff

½ Tasse Wasser

Eiswürfel

Passionsfrüchte halbieren, mit einem Löffel Fruchtfleisch und Samen herausholen. Passionsfrucht, Himbeeren, Milch, Proteinpulver und Zuckerersatzstoff mixen. Wasser hinzufügen und mixen, bis die Masse glatt ist.

Servieren: Mit Eiswürfeln in große Gläser füllen.

Portionen: 2

Tipp: Statt frischer Passionsfrüchten können auch drei Esslöffel frisch gepresster Orangensaft verwendet werden.

Beeren-Protein-Shake

2 Tassen fettfreie Milch

1½ Tassen Himbeeren

1 Tasse Erdbeeren

½ Kelle Proteinpulver (100 Prozent Molke)

Mark einer Vanilleschote

Eiswürfel

Milch, Himbeeren, Erdbeeren, Proteinpulver und Vanillemark mixen, bis die Masse glatt ist.

Servieren: Mit Eiswürfeln in große Gläser füllen und sofort servieren.

Portionen: 2

Tipp: 100-Prozent-Molkenpulver ist in Reformhäusern oder in der Fitness-Abteilung des Supermarkts erhältlich. Stattdessen kann auch Sojaeiweiß verwendet werden.

Mahlzeit 3: Mittagessen

Antipasto

4 Tassen Artischockenherzen aus der Dose, abgetropft

2 Tassen gewürfelte Tomaten

¾ Tasse fettfreier Mozzarella, gewürfelt

60 g fettfreies Delikatess-Putenfleisch, gewürfelt

1 Tasse fettfreie Balsamico-Vinaigrette

Gemahlener schwarzer Pfeffer nach Geschmack

1 Teelöffel getrocknetes Basilikum

In einer Schüssel Artischockenherzen, Tomaten, Käse, Putenfleisch, Balsamico-Vinaigrette und Pfeffer verrühren. Mit getrocknetem Basilikum garnieren.

Portionen: 2

Quesadilla mit Hähnchen, schwarzen Bohnen und Salsa

60 g Hähnchenbrust ohne Haut und Knochen

2 Vollkorn- oder Weizenvollkorn-Tortillas

1 Tasse schwarze Bohnen aus der Dose, abgetropft

½ Tasse geriebener fettfreier Mozzarella

2 Tassen Salsa; ½ Esslöffel gemahlener Kreuzkümmel

½ Esslöffel Paprika; 1 Teelöffel Knoblauchpulver

Salz und gemahlener schwarzer Pfeffer nach Geschmack; Kochspray

1. Kreuzkümmel, Paprika, Knoblauchpulver, Salz und Pfeffer verrühren. Hähnchenbrust mit dieser Mischung würzen. Eine antihaftbeschichtete Bratpfanne mit Kochspray einsprühen und erhitzen. Hähnchen bei mittlerer Hitze anbraten, bis es braun wird, dann wenden. Pfanne abdecken und weitere 3 Minuten braten beziehungsweise bis das Hähnchen komplett gar ist. Fleisch abkühlen lassen und in Streifen schneiden.

2. Grill auf 180° C vorheizen. Tortilla auf ein Schneidbrett legen. Hähnchenstreifen auf die Tortilla legen, mit schwarzen Bohnen und Mozzarella bestreuen. Die andere Tortilla darauf legen und festdrücken. Im Backofen backen, bis der Käse geschmolzen ist.

Servieren: Quesadilla in Viertel schneiden und mit Salsa servieren.

Portionen: 2

Ofenkartoffeln mit Hähnchenbrust

2 große Süßkartoffeln

170 g gehackte Hähnchenbrust

½ Tasse Tomatensauce

½ Tasse Ketchup; 2 Tassen gewürfelte Tomaten

2 Esslöffel Sloppy Joe Würzmischung

1 Esslöffel Knoblauchpulver; 1 Teelöffel Zwiebelpulver

Salz und gemahlener schwarzer Pfeffer nach Geschmack

2 Teelöffel getrockneter Schnittlauch

1. Backofen auf 190° C vorheizen. Die Süßkartoffeln in Alufolie einwickeln und backen, bis sie weich sind. Aus dem Backofen holen und zehn Minuten auskühlen lassen. Süßkartoffeln der Länge nach halbieren und mit einem Löffel drei Viertel des Fleisches aus der Schale holen. Dabei muss die Schale intakt bleiben. Kartoffelschalen zurück in den Backofen legen und weitere acht Minuten backen. Herausholen und beiseite stellen.

2. In einem Topf Hähnchen, Tomatensauce, Ketchup, Sloppy Joe Würzmischung, Knoblauchpulver, Zwiebelpulver, Salz und Pfeffer verrühren. Bei mittlerer Hitze 15 Minuten garen. Tomaten hinzufügen; weitere fünf Minuten garen.

Servieren: Kartoffelschalen auf Tellern anrichten, Hähnchenmischung darüber verteilen. Mit getrocknetem Schnittlauch garnieren.

Portionen: 2

Eintopf mit schwarzen Bohnen

1 Tasse fettfreie Hühnerbrühe

60 g Hähnchenbrust ohne Haut und Knochen, gewürfelt

3 Tassen schwarze Bohnen aus der Dose, abgetropft

2 Tassen gewürfelte Tomaten

3 Tassen Wasser

2 Esslöffel Cajun-Gewürz

In einem mittelgroßen Topf Wasser, Hühnerbrühe und Hähnchenbrust 15 Minuten köcheln lassen. Schwarze Bohnen, Tomaten und Cajun-Gewürz hinzufügen und drei Minuten kochen.

Servieren: Suppe in Schüsseln servieren.

Portionen: 2

Tipp: Wenn die Suppe zu dick ist, etwas mehr Hühnerbrühe oder Wasser hinzufügen.

Hähnchen und Reis-Misosuppe

4 Tassen fettfreie Hühnerbrühe

60 g Hähnchenbrust ohne Haut und Knochen

2 Esslöffel Miso-Paste oder Instant-Misosuppe

1¾ Tassen gekochter Vollkornreis

1 Tasse in dünne Scheiben geschnittene Frühlingszwiebeln

1. Hühnerbrühe, Hähnchenbrust und Miso-Paste oder Instant-Misosuppe 20 Minuten köcheln lassen beziehungsweise bis das Hähnchenfleisch nicht mehr rosa ist. Fleisch aus der Brühe holen und in kleine Würfel schneiden.
2. Vollkornreis und gewürfeltes Hähnchenfleisch in die Suppe rühren und zwei Minuten kochen.

Servieren: Suppe in Schalen anrichten und mit Frühlingszwiebeln garnieren.

Portionen: 2

Tipp: Vorgekochter Vollkornreis muss nur noch eine Minute in der Mikrowelle erhitzt werden. So kann man bei der Zubereitung Zeit sparen.

Hähnchen mit Pommes frites

1 große Süßkartoffel, geschält and in Stifte geschnitten

150 g Hähnchenbrust ohne Haut und Knochen, in Streifen geschnitten

3 Eiweiß

4 Scheiben altbackenes Vollkornbrot, gemahlen

4 Tassen Brokkoliröschen

Kochspray

1 Teelöffel gemahlener Zimt

Salz und gemahlener schwarzer Pfeffer nach Geschmack

2 Esslöffel Mrs. Dash Original Blend Würzmischung

1. Backofen auf 190° C vorheizen. Auflaufform mit etwas Kochspray einsprühen, Süßkartoffelstifte hineinfüllen. Mit Zimt, Salz und Pfeffer würzen. 25 Minuten backen.

2. Hähnchenstreifen in Eiweiß tunken, überschüssiges Ei abtropfen lassen, dann im gemahlenen Brot wenden. Eine antihaftbeschichtete Bratpfanne mit Kochspray einsprühen und erhitzen. Paniertes Hähnchen darin anbraten, bis es braun wird, dann wenden. Weitere fünf Minuten bei mittlerer Hitze braten.

3. Brokkoliröschen mit etwas Wasser und Salz in eine Schale geben. 2 Minuten in der Mikrowelle erhitzen. Herausnehmen und mit Mrs. Dash würzen.

Servieren: Hähnchen, gebratene Süßkartoffeln und Brokkoli auf Tellern anrichten.

Portionen: 2

Chinesische Hähnchen-Wraps mit Erdnuss-Sojasauce

140 g Hähnchenbrust ohne Haut und Knochen

1 Teelöffel ungesalzene Erdnussbutter

¾ Tasse geriebene Karotten

4 große Vollkorn- oder Weizenvollkorn-Tortillas

¾ Tasse natriumarme Sojasauce

1 Teelöffel gemahlener Ingwer

1 Teelöffel gemahlener Koriander

1 Teelöffel getrockneter Schnittlauch

1 Teelöffel Zuckerersatzstoff

1. Hähnchenbrust in einen Kochtopf legen, mit Wasser bedecken und köcheln lassen, bis sie gar ist. Vom Herd nehmen und Fleisch in kleine Würfel schneiden.
2. Sojasauce, Ingwer, Koriander, Schnittlauch, Zuckerersatzstoff und Erdnussbutter verrühren. Hähnchen und geriebene Karotten in einen Ziploc-Beutel füllen, Sojasaucenmischung hinzufügen. Verschließen und 15 Minuten kalt stellen. Hähnchenmischung abtropfen lassen.

Servieren: Hähnchenmischung auf die Tortillas verteilen. Fest zusammenrollen und in Stücke schneiden. Warm oder kalt servieren.

Portionen: 2

Harleys Süßkartoffeln mit Thunfisch

2 große Süßkartoffeln

¾ Tasse Thunfisch im eigenen Saft, abgetropft

½ Tasse fettfreie Mayonnaise

½ Tasse geriebener, fettarmer Mozzarella

1 Teelöffel Mrs. Dash roasted garlic and onion Würzmischung

Zitronenpfeffer nach Geschmack

1. Süßkartoffeln 3½ Minuten in der Mikrowelle erhitzen beziehungsweise bis sie weich sind. Halbieren und beiseite stellen.
2. Den Backofen auf mittlererHitze vorheizen. In einer Schüssel Thunfisch, Mayonnaise, Mrs. Dash und Zitronenpfeffer verrühren.

Servieren: Thunfischmischung auf die Süßkartoffelhälften drapieren. Käse darüber streuen und überbacken, bis der Käse geschmolzen ist.

Portionen: 2

Tipp: Es gibt Thunfisch in verschiedenen Geschmacksrichtungen. Empfehlenswert sind geräucherter Thunfisch oder Teriyaki-Thunfisch von Starkist Creations.

Mediterranes Hähnchen mit Quinoa-Salat

170 g Hähnchenbrust ohne Haut und Knochen

¾ Tasse Quinoa

1⅓ Tassen gehackte frische Petersilie

3 Esslöffel frisch gepresster Zitronensaft

Salz und gemahlener schwarzer Pfeffer nach Geschmack

1. Hähnchenbrust mit zwei Tassen Wasser in einem kleinen Kochtopf acht Minuten kochen. Fleisch auskühlen lassen und würfeln. Beiseite stellen.

2. Quinoa und 1½ Tassen Wasser in einem Topf etwa 15 Minuten köcheln lassen beziehungsweise bis das Wasser absorbiert ist. Gelegentlich umrühren. Hähnchen, Quinoa, Tomaten, Petersilie, Zitronensaft, Salz und Pfeffer verrühren.

Servieren: Salat in flache Schalen füllen.

Portionen: 2

Mexikanischer Hähnchensalat mit pikantem Salsa-Dressing

170 g Hähnchenbrust ohne Haut und Knochen

1 Tasse fettfreie saure Sahne

1 Tasse Salsa

1 kleiner Kopf Eisbergsalat, grob zerkleinert

1½ Tassen Mais aus der Dose, abgetropft

1 Teelöffel Fajita-Gewürzmischung

1 Prise Kreuzkümmel

Salz und gemahlener schwarzer Pfeffer nach Geschmack

1. Fajita-Gewürzmischung, Kreuzkümmel, Salz und Pfeffer mischen. Hähnchenbrust mit Gewürzmischung bestreuen. Fleisch sechs Minuten in der Mikrowelle erhitzen. Herausnehmen und zum Abkühlen beiseite stellen.

2. In einem Mixer saure Sahne und Salsa mixen, bis eine glatte Paste entsteht. Wenn das Dressing zu dick ist, etwas Wasser hinzufügen.

Servieren: Hähnchenbrust in kleine Stücke schneiden, mit Salat, Mais und Salsa-Dressing verrühren. Sofort servieren.

Portionen: 2

Minestrone

4 Tassen Hühnerbrühe

2 Tassen gedünstete Tomaten aus der Dose

1⅓ Tassen in dünne Scheiben geschnittene Champignons

1⅓ Tassen gekochte grüne Bohnen

1 Tasse gewürfelte geräucherte Putenbrust

2 Esslöffel getrocknetes Basilikum

1 Teelöffel Zuckerersatzstoff

Salz und gemahlener schwarzer Pfeffer nach Geschmack

In einem Kochtopf Hühnerbrühe, gedünstete Tomaten, in Scheiben geschnittene Champignons, grüne Bohnen, Putenbrust, Basilikum, Zuckerersatzstoff, Salz und Pfeffer verrühren und aufkochen. Temperatur herunterdrehen und etwa 15 Minuten köcheln lassen beziehungsweise bis die Suppe auf die Hälfte ihres Volumens eingekocht ist.

Servieren: In Suppenschalen füllen und sofort servieren.

Portionen: 2

Gemüseallerlei mit Pute und Käse-Quesadillas

110 g fettfreies Delikatess-Putenfleisch, in Scheiben geschnitten

2 Vollkorn- oder Weizenvollkorn-Tortillas

½ Tasse geriebener fettfreier Mozzarella

3 Tassen gemischtes Blattgemüse

1 Tasse fettfreies Salatdressing (z. B. Geschmacksrichtung Blauschimmelkäse)

Kochspray

1. Eine Seite jeder Tortilla mit Putenfleischscheiben belegen. Mit Käse bestreuen und Tortillas in der Mitte zusammen-klappen. Festdrücken, damit die Füllung nicht heraus-rutscht.

2. Eine antihaftbeschichtete Bratpfanne mit Kochspray einsprühen und erhitzen. Tortillas auf jeder Seite 1 Minu-te anbraten beziehungsweise bis der Käse geschmolzen ist. Quesadillas auf ein Schneidbrett legen und jeweils in drei oder vier Dreiecke schneiden. Beisei-te stellen.

Servieren: Blattgemüse mit Salatdressing beträufeln und in die Mitte der Teller legen. Die Quesadilla-Dreiecke darum herum drapieren.

Portionen: 2

Graupen-Pilz-Risotto

3 Tassen in Scheiben geschnittene Champignons

1 Tasse fettfreie Rinderbrühe

½ Tasse Gerstengraupen

85 g Krabben, geschält, entdarmt und halbiert

1 Tasse fettfreie saure Sahne

4 Tassen Wasser

1 Esslöffel getrockneter Salbei

1 Esslöffel Knoblauchpulver

Salz und gemahlener schwarzer Pfeffer nach Geschmack

In einem großen Topf Wasser, Pilze, Rinderbrühe und Gerste miteinander verrühren. 15 Minuten köcheln lassen beziehungsweise bis ein Großteil der Flüssigkeit aufgenommen worden ist. Krabben, saure Sahne, Salbei, Knoblauchpulver, Salz und Pfeffer unterrühren. Zwei Minuten köcheln lassen.

Servieren: Risotto in Schalen füllen und heiß servieren.

Portionen: 2

Puten-Salat

2 Scheiben Puten-Schinken

1 Kopf Römersalat, gewaschen und trocken getupft

170 g fettfreies Delikatess-Putenfleisch, in dünne Scheiben geschnitten

2 Tomaten, in dünne Scheiben geschnitten

1 Esslöffel roter Weinessig

Salz und gemahlener schwarzer Pfeffer nach Geschmack

Den Puten-Schinken in der Mikrowelle drei Minuten erhitzen beziehungsweise bis er knusprig ist. Hacken und beiseite stellen. Die Salatblätter auf einen Teller legen. Putenfleisch, Tomatenscheiben und Putenschinken darauf anordnen. Mit Salz und Pfeffer würzen und mit Rotweinessig beträufeln.

Servieren: Diese Sandwichs ohne Brot auf Tellern sofort servieren.

Portionen: 2

Pink Pizza

4 große Vollkorn- oder Weizenvollkorn-Tortillas

1 Tasse Tomatensauce

¾ Tasse fettfreier Ricotta

1 Tasse gehackte sonnengetrocknete Tomaten

¾ Tasse geriebener fettfreier Mozzarella

Backofen auf 190° C vorheizen. Tortillas auf ein Backblech legen und zwei Minuten backen. Aus dem Backofen holen. Die Hälfte der Tomatensauce auf den Tortillas verteilen und Ricotta darüber streuen. Die restliche Tomatensauce darüber gießen, mit sonnengetrockneten Tomaten und geriebenem Mozzarella abschließen. Backen, bis der Käse geschmolzen ist.

Servieren: Die Pizzas in Stücke schneiden und sofort servieren.

Portionen: 2

Champignon-Puten-Stapel

110 g Putenbrust ohne Haut und Knochen

4 Champignons ohne Stiele; 1 Tomate, in dünne Scheiben geschnitten

30 g fettfreier Mozzarella, in dünne Scheiben geschnitten

10 Vollkorn- oder Mehrkorn-Cracker

Salz und gemahlener schwarzer Pfeffer nach Geschmack

Olivenöl Kochspray; 1 Teelöffel getrocknetes Basilikum

1. Backofen auf mittlerer Hitze vorheizen. Putenbrust mit Salz und Pfeffer würzen. Eine antihaftbeschichtete Bratpfanne mit Kochspray einsprühen und erhitzen. Putenbrust braten, bis sie gar ist, einmal wenden. In dünne Scheiben schneiden und beiseite stellen.

2. Pilze auf der Oberseite mit Kochspray einsprühen und mit Salz und Pfeffer würzen. Eine antihaftbeschichtete Bratpfanne mit Kochspray einsprühen und erhitzen. Pilze anbraten, bis sie gar sind, einmal wenden. Beiseite stellen.

Zusammensetzen: Pilze auf ein Backblech setzen und mit Pute belegen. Danach folgen eine Schicht Tomate und eine Schicht Pute. Mit Salz und Pfeffer würzen. Mit Mozzarella bestreuen. Überbacken, bis der Käse geschmolzen ist.

Servieren: Mit einem Pfannenwender vorsichtig die Putenstapel auf Teller platzieren. Mit getrocknetem Basilikum bestreuen und mit Crackern servieren.

Portionen: 2

Nizzasalat

340 g Süßkartoffeln

6 Tassen grüne Bohnen, gekocht

1½ Tassen Thunfisch im eigenen Saft, abgetropft

2 hart gekochte Eiweiß, gehackt

½ Tasse fettfreies italienisches Salatdressing

Salz und gemahlener schwarzer Pfeffer nach Geschmack

Süßkartoffeln drei Minuten in der Mikrowelle erhitzen. Schälen und in dünne Scheiben schneiden. Beiseite stellen.

Servieren: Süßkartoffeln in der Tellermitte arrangieren, grüne Bohnen daneben legen. Thunfisch und gehacktes Eiweiß außen um die Bohnen und die Süßkartoffeln streuen. Mit Salz und Pfeffer würzen und mit Salatdressing beträufeln. Kühl servieren.

Portionen: 2

Lachstartar mit Rucola

170 g Lachsfilets, fein gewürfelt

¼ Tasse Kapern, abgetropft und gehackt

2 Zitronen

450 g Rucola

12 Mehrkorn-Cracker

1 Esslöffel Zwiebel- und Knoblauchsalz

1 Esslöffel Knoblauchpulver

Salz und gemahlener schwarzer Pfeffer nach Geschmack

In einer Schüssel Lachswürfel, Kapern, Saft einer Zitrone, Zwiebel- und Knoblauchsalz, Knoblauchpulver, Salz und Pfeffer verrühren.

Servieren: Rucola auf Tellern arrangieren, mit Salz und Pfeffer würzen. Lachsmischung auf dem Rucola anordnen. Zweite Zitrone in Spalten zerlegen und zum Garnieren verwenden. Mit Crackern servieren.

Portionen: 2

Griechischer Krabben-Spinat-Salat

½ Tasse frisch gepresster Zitronensaft

45 g Feta, gewürfelt

140 g Krabben, geschält and entdarmt

450 g Spinatblätter

4 Tassen Orangenspalten

2 Teelöffel gemahlener Oregano

1 Teelöffel gemahlener Koriander

Salz und gemahlener schwarzer Pfeffer nach Geschmack

1½ Esslöffel Mrs. Dash Würzmischung

Kochspray

Zitronensaft, Feta, Oregano, Koriander, Salz und Pfeffer verrühren. Beiseite stellen. Krabben mit Mrs. Dash, Salz und Pfeffer würzen. Eine antihaftbeschichtete Pfanne mit Kochspray einsprühen und erhitzen, bis sie sehr heiß ist. Krabben etwa zwei Minuten anbraten beziehungsweise bis sie nicht mehr durchsichtig sind.

Servieren: Fetamischung mit dem Spinat verrühren und auf Teller füllen. Krabben darüber streuen und mit Orangenspalten garnieren.

Portionen: 2

Räucherlachs-Pizza

4 Vollkorn- oder Weizenvollkorn-Tortillas

1 Tasse fettfreier milder Frischkäse

2 Tomaten, in dünne Scheiben geschnitten

110 g in dünne Scheiben geschnittener Räucherlachs

⅔ Tasse in dünne Scheiben geschnittene rote Zwiebeln

Salz und gemahlener schwarzer Pfeffer nach Geschmack

Backofen auf 190° C vorheizen. Tortillas auf ein Backblech legen und 4 Minuten backen beziehungsweise bis sie knusprig sind.

Servieren: Tortillas mit Frischkäse bestreichen und mit Tomatenscheiben belegen. Räucherlachs auf die Tomaten legen, rote Zwiebeln darüber streuen. Mit Salz und Pfeffer würzen. In Stücke schneiden.

Portionen: 2

Snapper-Ceviche mit Süßkartoffeln

2 mittelgroße Süßkartoffeln

280 g in dünne Scheiben geschnittenes Snapperfilet

1¼ Tassen frisch gepresster Zitronensaft

½ Tasse in dünne Scheiben geschnittene rote Zwiebeln

3 Esslöffel gehackter, frischer Koriander

1 Teelöffel gemahlener Kreuzkümmel

1 Prise Zuckerersatzstoff

Salz und gemahlener schwarzer Pfeffer nach Geschmack

1. Süßkartoffeln drei Minuten in der Mikrowelle erhitzen. Süßkartoffeln abkühlen lassen, dann schälen. In Scheiben schneiden und beiseite stellen.

2. Snapper, Zitronensaft, rote Zwiebel, Koriander, Kreuzkümmel, Zuckerersatzstoff, Salz und Pfeffer in einen Ziploc-Beutel füllen. Den Fisch im Kühlschrank 15 bis 20 Minuten marinieren lassen. (Der Fisch ist dann weiß und bissfest.)

Servieren: Süßkartoffeln auf Tellern anordnen und die Fischmischung darüber löffeln.

Portionen: 2

Bohnensalat mit Thunfisch und Grapefruit-Frühlingszwiebel-Vinaigrette

900 g grüne Bohnen ohne Strunk

1 Tasse Reisweinessig

2 kleine Grapefruits, in Spalten zerlegt

230 g Thunfisch im eigenen Saft, abgetropft und zerkleinert

½ Bund Frühlingszwiebeln, schräg geschnitten

1 Teelöffel gemahlener Ingwer

1 Teelöffel Knoblauchpulver

1 Teelöffel Sesamsamen

Salz und gemahlener schwarzer Pfeffer nach Geschmack

1. In einem Topf die grünen Bohnen mit einer Prise Salz zwei Minuten kochen. Abtropfen lassen und in ein Eisbad stellen, bis sie kalt sind. Erneut abtropfen lassen.
2. In einer Schüssel Essig, Ingwer, Knoblauchpulver, Sesamsamen, Salz und Pfeffer verrühren. Zwei Grapefruitspalten hinzufügen und verrühren, bis die Saftschläuche sich voneinander lösen. Grüne Bohnen in eine große Schüssel füllen und mit dem Thunfisch, den Frühlingszwiebeln und der Vinaigrette verrühren.

Servieren: Salat auf Tellern anrichten und mit den restlichen Grapefruitspalten garnieren.

Portionen: 2

Gefüllte Pilze mit Blattgemüse

2 Tassen Krebsfleisch

1¾ Tassen vorbereiteter Bulgur

6 große Champignonköpfe; 5 Tassen gemischtes Blattgemüse

½ Tasse fettfreies Rotwein-Vinaigrette-Salatdressing

2 Teelöffel Paprika

1 Teelöffel getrocknete Minze

1 Teelöffel Knoblauchpulver

1 Teelöffel Zwiebelsalz

Salz und gemahlener schwarzer Pfeffer nach Geschmack

Kochspray

Backofen auf 190° C vorheizen. Krebsfleisch, Bulgur, Paprika, Minze, Knoblauchpulver, Zwiebelsalz, Salz und Pfeffer verrühren. Die Mischung sollte gerade feucht genug sein, um nicht auseinander zu fallen. Krebs-Bulgur-Mischung in die Champignonköpfe füllen. Mit ein wenig Kochspray einsprühen und zehn Minuten backen.

Servieren: Blattgemüse mit Salz und Pfeffer würzen und mit Rotwein-Vinaigrette beträufeln. Blattgemüse auf Tellern anordnen und die warmen Pilze darauf setzen. Sofort servieren.

Portionen: 2

Tipp: Um den Bulgur vorzubereiten, wird er 20 Minuten in drei Tassen Wasser eingeweicht; danach abtropfen lassen.

Toskanische Tomatensuppe

1 Tasse gedünstete Tomaten aus der Dose

4 Tassen Hühnerbrühe

3 Tassen fettfreie saure Sahne

Kochspray

1 Esslöffel Knoblauchpulver

1 Esslöffel Zwiebelpulver

1 Teelöffel Zuckerersatzstoff

Salz und gemahlener schwarzer Pfeffer nach Geschmack

1 Esslöffel getrocknetes Basilikum

1. Backofen auf 200° C vorheizen. Eine Auflaufform mit etwas Kochspray einsprühen und Tomaten hineinfüllen. 15 Minuten backen. Aus dem Backofen holen und beiseite stellen.

2. In einem Kochtopf Hühnerbrühe, Knoblauchpulver, Zwiebelpulver, Zuckerersatzstoff, Salz und Pfeffer verrühren. Köcheln lassen, bis die Mischung auf die Hälfte eingekocht ist. In einem Mixer Tomaten zerkleinern. Tomaten und saure Sahne unter die Hühnerbrühe rühren.

Servieren: Suppe in Schalen füllen und mit getrocknetem Basilikum garnieren.

Portionen: 2

Mahlzeit 5: Abendessen

5-Faktor-Lasagne

2 kleine Auberginen, längs in dünne Scheiben geschnitten

1 Tasse Tomatensauce

450 g Tomaten, in dünne Scheiben geschnitten

1 Tasse fettfreier milder Ricotta

¾ Tasse geriebener fettfreier Mozzarella

Salz und gemahlener schwarzer Pfeffer nach Geschmack

Kochspray

2 Esslöffel getrocknetes Basilikum

2 Esslöffel italienische Gewürzmischung

1. Backofen auf 200° C vorheizen. Auberginenscheiben mit Salz und Pfeffer würzen und 15 Minuten anbraten.

2. Eine gläserne Auflaufform mit Kochspray einsprühen und den Boden mit Auberginenscheiben auslegen. Etwas Tomatensauce darüber gießen und einige Tomatenscheiben darüber legen. Mit Basilikum, italienischer Gewürzmischung, Salz und Pfeffer würzen. Tomaten mit geriebenem Ricotta und Mozzarella bestreuen. Weitere Schichten in die Form füllen. Den Abschluss bildet eine Schicht Mozzarella.

3. 20 Minuten backen. Temperatur erhöhen und weiter backen, bis der Käse goldbraun ist.

Servieren: Lasagne in Stücke schneiden und mit italienischer Gewürzmischung garnieren.

Portionen: 2

Argentinischer Steaksalat mit Brunnenkresse und Senf-Koriander-Vinaigrette

¼ Tasse Weißweinessig; 1½ Teelöffel Dijon-Senf; 170 g Bisonsteak

4 Bund Brunnenkresse, gewaschen und trocken getupft

5 Radieschen, in dünne Scheiben geschnitten

2 Esslöffel getrockneter Koriander

Salz und gemahlener schwarzer Pfeffer nach Geschmack

1 Teelöffel gemahlener Kreuzkümmel

1 Teelöffel gemahlener Koriander; Kochspray

1. In einer Schüssel Essig, Dijon-Senf, Koriander, Salz und Pfeffer verrühren. Beiseite stellen.

2. Bisonsteak mit Kreuzkümmel, Koriander, Salz und Pfeffer würzen. Eine antihaftbeschichtete Bratpfanne mit Kochspray einsprühen und erhitzen. Steak auf beiden Seiten scharf anbraten, bis es den gewünschten Gargrad erreicht hat, einmal wenden. Fleisch aus der Pfanne nehmen und eine Minute abkühlen lassen. Dann in Scheiben schneiden.

Servieren: Brunnenkresse mit Vinaigrette beträufeln und auf Tellern anrichten. Steak-Scheiben daneben legen und mit Radieschenscheiben garnieren.

Portionen: 2

Tipp: Bisonfleisch ist sehr mager. Geschmack und Konsistenz sind am besten, wenn es halb gar ist.

Hähnchen Chow Mein

170 g Hähnchenbrust ohne Haut und Knochen, in Streifen geschnitten

5 Tassen in dünne Scheiben geschnittene Karotten

3 Tassen Zuckererbsen

2 Tassen Bohnensprossen

Kochspray

1 Esslöffel Sesamsamen

1 Esslöffel Knoblauchpulver

½ Tasse natriumarme Sojasauce

Einen Wok mit Kochspray einsprühen und erhitzen. Hähnchenfleisch zwei Minuten anbraten. Karotten, Zuckererbsen, Bohnensprossen, Sesamsamen und Knoblauchpulver hinzufügen. Eine Minute anbraten. Sojasauce hinzufügen und eine Minute anbraten.

Servieren: In flache Schalen füllen und mit Sesamsamen garnieren.

Portionen: 2

Hähnchen-Ropa Vieja

210 g Hähnchenbrust ohne Haut und Knochen

340 g Tomatensauce

1 rote Paprikaschote, entkernt und in dünne Scheiben geschnitten

2½ Tassen Mais aus der Dose, abgetropft

2 Esslöffel Korianderblätter

1 Teelöffel gemahlener Kreuzkümmel

1 Teelöffel Zuckerersatzstoff

1 Lorbeerblatt

Salz und gemahlener schwarzer Pfeffer nach Geschmack

1. In einem Topf gesalzenes Wasser zum Kochen bringen. Hähnchen hinzufügen und bei mittlerer Hitze 10 bis 15 Minuten kochen. Das gare Hähnchenfleisch abtropfen lassen und kühl stellen. Fleisch zerkleinern.

2. In einem Topf Tomatensauce, Paprikaschote, Kreuzkümmel, Zuckerersatzstoff, Lorbeerblatt, Salz und gemahlenen schwarzen Pfeffer mischen. Hähnchen hinzufügen und fünf Minuten kochen. Mais zwei Minuten in der Mikrowelle erhitzen. Mit Salz und gemahlenem schwarzem Pfeffer würzen. Lorbeerblatt wegwerfen.

Servieren: Hähnchenmischung in Schalen füllen und mit Mais bestreuen. Mit frischem Koriander garnieren.

Portionen: 2

Gefüllte Paprikaschoten mit Vollkornreis

2 große Paprikaschoten; 170 g gehackte Putenbrust; ½ Tasse schwarze Bohnen aus
der Dose, abgetropft; 3 Esslöffel Tomatenmark; 1½ Tassen gekochter Vollkornreis
Kochspray; 1 Esslöffel gemahlener Kreuzkümmel; 1 Prise Zuckerersatzstoff
Salz und gemahlener schwarzer Pfeffer nach Geschmack

1. Backofen auf 200° C vorheizen. Paprikaschoten mit etwas
   Kochspray einsprühen. Auf ein Backblech legen und 20 Minuten backen oder bis die Haut beginnt, schwarz zu werden.
   Paprikaschoten aus dem Backofen nehmen, sofort in eine
   Schüssel legen, mit Frischhaltefolie abdecken und kühl stellen.
2. Paprikaschoten vorsichtig häuten und jeweils an einer Seite
   einschneiden. Mit einem Messer die Kerne herausholen, die
   Paprikaschoten unter kaltem Wasser waschen und die restlichen Kerne herausspülen. Paprikaschoten beiseite stellen.
3. Eine antihaftbeschichtete Pfanne mit Kochspray einsprühen und erhitzen. Putenhackfleisch anbraten, bis es nicht
   mehr rosafarben ist. Schwarze Bohnen, Tomatenmark,
   Kreuzkümmel, Zuckerersatzstoff, Salz und gemahlenen
   schwarzen Pfeffer hinzufügen. Unter Rühren anbraten,
   bis alles gut miteinander vermischt ist. Paprikaschoten
   mit der Putenmasse füllen.

Servieren: Gekochten Reis auf Tellern anrichten und
Paprikaschoten darauflegen. Auf Wunsch mit frischen
Korianderblättern garnieren.

Portionen: 2

Rustikale Schinkensteaks mit Yamswurzeln und Maiskolben

260 g Schinkensteaks

2 große Yamswurzeln

3 Maiskolben, enthülst und halbiert

Kochspray

Salz und gemahlener schwarzer Pfeffer nach Geschmack

Eine antihaftbeschichtete Bratpfanne mit Kochspray einsprühen und erhitzen. Schinkensteaks von beiden Seiten anbraten, bis das Fleisch goldbraun ist. Yamswurzeln etwa 3½ Minuten in der Mikrowelle garen. Schälen, in Scheiben schneiden, mit Salz und Pfeffer würzen. Maiskolben drei Minuten in Wasser kochen.

Servieren: Schinkensteaks auf Tellern anrichten und mit Yamswurzeln und Maiskolben zusammen servieren.

Portionen: 2

Brokkolicremesuppe mit gedünsteten Krabben

2⅛ Tassen Hühnerbrühe

230 g Brokkoliröschen

2¼ Tassen zerkleinerte Karotten

¾ Tasse Lauch, nur der weiße Teil, grob zerkleinert

230 g Krabben, geschält, entdarmt und in Stücke geschnitten

1 Esslöffel Knoblauchpulver

Salz und gemahlener schwarzer Pfeffer nach Geschmack

Kochspray

1. In einem großen Kochtopf Hühnerbrühe zum Kochen bringen. Brokkoli, Karotten, Lauch, Knoblauchpulver, Salz und Pfeffer hinzufügen. Drei Minuten kochen bzw. bis der Brokkoli hellgrün und beim Test mit der Gabel weich ist. Vom Herd nehmen und etwas abkühlen lassen.

2. Eine Portion der Brokkoli-Mischung in einen Mixer füllen und pürieren, bis eine cremige Konsistenz erreicht ist. In einen großen Kochtopf füllen. Auf diese Weise fortfahren, bis der gesamte Brokkoli püriert ist. Suppe wieder erwärmen.

3. Eine antihaftbeschichtete Bratpfanne mit Kochspray einsprühen und erhitzen. Krabben hinzufügen, mit Salz und Pfeffer würzen. Etwa zwei Minuten kochen.

Servieren: Suppe in Schalen füllen und mit Krabben garnieren.

Portionen: 2

Zitronen-Ingwer-Heilbutt mit Maiskolben

2 Zitronen

¾ Tasse fettfreier Naturjoghurt

230 g Heilbuttfilet ohne Gräten, in zwei Portionen geteilt

2 Maiskolben ohne Hülse

1 Teelöffel gemahlener Koriander

1½ Teelöffel gemahlener Ingwer

Salz und gemahlener schwarzer Pfeffer nach Geschmack

1. Eine Zitrone schälen und Saft auspressen. Zitronenschale, Zitronensaft, Joghurt, Koriander, Ingwer, Salz und Pfeffer vermischen. Heilbutt in einen Ziploc-Beutel füllen und drei Viertel der Joghurtmischung darüber gießen. Fünf Minuten marinieren lassen.

2. Währenddessen die Maiskolben in einen Plastikbehälter mit Wasser legen. Fünf Minuten in der Mikrowelle erhitzen. Mit Salz und Pfeffer würzen und beiseite stellen.

3. Fisch aus der Marinade holen und in ein Plastikgefäß legen. Abdecken und in der Mikrowelle sechs Minuten erhitzen beziehungsweise bis der Fisch beim Test mit der Gabel leicht zerfällt.

Servieren: Fisch und Maiskolben auf Tellern anrichten. Die restliche Joghurtmischung über den Fisch gießen. Die zweite Zitrone in Spalten zerteilen und mit dem Fisch servieren.

Portionen: 2

Knusprige Hähnchen-Tostadas

170 g Hähnchenbrust ohne Haut und Knochen

1½ Tassen in dünne Scheiben geschnittene Gemüsezwiebel

2 Esslöffel frisch gepresster Limettensaft

4 mittelgroße Vollkorn- oder Weizenvollkorn-Tortillas

2 Esslöffel fettfreie saure Sahne

Salz und gemahlener schwarzer Pfeffer nach Geschmack

1 Teelöffel Olivenöl

4 Teelöffel getrockneter Koriander

1 Teelöffel gemahlener Kreuzkümmel

1. Hähnchen in einen großen Topf legen, mit Wasser bedecken, mit Salz und Pfeffer würzen. Bei mittlerer Hitze 25 Minuten kochen beziehungsweise bis das Fleisch ganz gar ist. Fleisch herausnehmen, abkühlen lassen und hacken.

2. Olivenöl in einer antihaftbeschichteten Pfanne erhitzen. Zwiebel darin eine Minute anbraten. Das gehackte Hähnchenfleisch hinzufügen und unter Rühren knusprig braten. Wenn der Großteil der Flüssigkeit verdunstet ist, Limettensaft über das Fleisch träufeln und mit Koriander, Kreuzkümmel, Salz und Pfeffer würzen. Beiseite stellen. Tortillas im Backofen bei 180° C aufbacken, bis sie knusprig und leicht golden sind.

Servieren: Tortillas auf Teller legen. Hähnchen und saure Sahne darauf verteilen.

Portionen: 2

Bisonsteak mit Blumenkohl-Karotten-Püree und Vollkornreis

2¼ Tassen gehackte Karotten; 3½ Tassen Blumenkohlröschen

2 Esslöffel fettfreie saure Sahne; 180 g Bisonsteak

1¼ Tassen gekochter Vollkornreis; 1 Esslöffel Zwiebelpulver

Salz und gemahlener schwarzer Pfeffer nach Geschmack

2 Esslöffel Steakgewürz; Kochspray

1. In einem mittelgroßen Topf die Karotten in leicht gesalzenem Wasser zwei Minuten kochen. Blumenkohl hinzufügen und drei Minuten kochen oder bis der Blumenkohl weich ist. Gemüse abtropfen lassen und in einer Küchenmaschine mit saurer Sahne, Zwiebelpulver, Salz und Pfeffer pürieren. In eine Schüssel füllen, abdecken und beiseite stellen.

2. Steak in zwei Portionen teilen. Steaks mit Steakgewürz, Salz und Pfeffer würzen. Eine antihaftbeschichtete Pfanne mit Kochspray einsprühen und stark erhitzen. Steaks von beiden Seiten scharf anbraten. Dann Hitze etwas verringern und braten, bis der gewünschte Gargrad erreicht ist (Bison sollte bevorzugt halbgar serviert werden). Steaks vom Herd nehmen und eine Minute abkühlen lassen.

Servieren: Blumenkohl-Karotten-Püree in der Tellermitte anrichten. Bisonsteaks in Scheiben schneiden und darauf platzieren. Mit Vollkornreis servieren.

Portionen: 2

Indisches Hähnchen mit Curry-Joghurt-Sauce und Vollkornreis

½ Tasse fettfreier Naturjoghurt

1 Teelöffel Curry

230 g Hähnchenbrust ohne Haut und Knochen, auseinandergeklappt und dünn geklopft

2 Tassen gekochter Vollkornreis

2½ Tassen in dünne Scheiben geschnittene, geschälte Salatgurke

½ Teelöffel gemahlener Koriander

⅛ Teelöffel Paprikapulver

Salz und gemahlener schwarzer Pfeffer nach Geschmack

Kochspray

Joghurt, Curry, Koriander, Paprika, Salz und Pfeffer verrühren. Drei Viertel der Mischung in einen Ziploc-Beutel füllen. Hähnchen hinzufügen, verschließen und 20 Minuten kalt stellen. Hähnchen abtropfen lassen und Marinade entsorgen. Eine antihaftbeschichtete Bratpfanne mit Kochspray einsprühen und erhitzen. Hähnchen hinzufügen und auf jeder Seite goldbraun anbraten. Pfanne abdecken, auf mittlere Hitze reduzieren. Eine weitere Minute braten und vom Herd nehmen.

Servieren: Hähnchen und Vollkornreis auf Tellern anrichten. Restliche Joghurtmischung darüber gießen und mit in Scheiben geschnittenen Salatgurken garnieren.

Portionen: 2

Hummer und Erbsen mit Tomaten-Basilikum-Sauce und Graupen

1½ Tassen Tomatensauce

1¼ Tassen gekochte Graupen

1¼ Tassen roher Hummer, in Stücke geschnitten

½ Bund frisches Basilikum, gehackt

1½ Tassen Tiefkühl-Erbsen

1 Teelöffel Gewürzmischung für Meeresfrüchte

1 Teelöffel Zuckerersatzstoff

Salz und gemahlener schwarzer Pfeffer nach Geschmack

In einem großen Topf Tomatensauce, Graupen, Hummer, Basilikum, Gewürzmischung, Zuckerersatzstoff, Salz und Pfeffer verrühren und vier Minuten kochen. Nach Geschmack nachwürzen. Erbsen hinzufügen und weitere ein bis zwei Minuten kochen.

Servieren: In Schalen füllen und mit frischen Basilikumblättern garnieren.

Portionen: 2

Tipp: Preiswerter wird dieses Gericht, wenn man statt Hummer Krabben oder Hähnchenbrust verwendet.

Lachs mit Gurken-Dill-Salat

255 g Lachssteaks

2 große Süßkartoffeln

½ Tasse fettfreie saure Sahne

2 Esslöffel gehackter, frischer Dill

1 Tasse in dünne Scheiben geschnittene, geschälte Salatgurke

½ Esslöffel Zitronenpfeffer

1 Teelöffel Paprika

Salz und gemahlener schwarzer Pfeffer nach Geschmack

Kochspray

1. Lachssteak in zwei Portionen teilen, mit Zitronenpfeffer, Paprika und Salz würzen. Eine antihaftbeschichtete Bratpfanne mit Kochspray einsprühen und erhitzen. Lachssteaks mit der Haut nach oben in die Pfanne legen. Eine Minute scharf anbraten, wenden und braten, bis der Fisch beim Test mit der Gabel leicht zerfällt.

2. Süßkartoffeln 3½ Minuten in der Mikrowelle erhitzen bzw. bis sie weich sind. Schälen und in dicke Scheiben schneiden. Mit Salz und Pfeffer würzen. Beiseite stellen.

3. Inzwischen saure Sahne, Dill, Salz und Pfeffer verrühren. Salatgurke unterheben.

Servieren: Gurkenmischung über den Lachs gießen. Mit den Süßkartoffelscheiben servieren.

Portionen: 2

Muschel-Ratatouille

3 Tassen zerkleinerte Tomaten aus der Dose

3 Tassen gewürfelte Zucchini

3 Tassen gewürfelte Aubergine

3 Tassen geviertelte Champignons

230 g kleine Kammmuscheln

1½ Tassen Wasser

3 Esslöffel getrocknetes Basilikum

2 Esslöffel getrockneter Oregano

1 Prise Zuckerersatzstoff

Salz und gemahlener schwarzer Pfeffer nach Geschmack

In einem Topf Tomaten, Zucchini, Aubergine, Pilze, Wasser, Basilikum, Oregano, Zuckerersatzstoff, Salz und Pfeffer verrühren. Abdecken und bei mittlerer Hitze fünf Minuten kochen. Kammmuscheln hinzufügen und weitere 2 ½ Minuten kochen.

Servieren: Die Suppe in Schalen füllen und mit getrocknetem Basilikum garnieren.

Portionen: 2

Heilbutt mit Sahne-Spinat und Vollkornreis

140 g Heilbuttfilets; 450 g Spinatblätter

½ Tasse fettfreier Frischkäse

¼ Tasse fettfreie saure Sahne; 1⅔ Tassen gekochter Vollkornreis

1 Teelöffel Zitronenpfeffer

Salz und gemahlener schwarzer Pfeffer nach Geschmack

Kochspray; 1 Esslöffel Zwiebelpulver

2 Teelöffel Knoblauchpulver

1. Heilbuttfilets mit Zitronenpfeffer und Salz würzen. Eine antihaftbeschichtete Bratpfanne mit Kochspray einsprühen und erhitzen. Den Heilbutt auf beiden Seiten scharf anbraten. Dann Pfanne abdecken und braten, bis der Fisch beim Test mit der Gabel leicht zerfällt. Beiseite stellen.

2. In einer antihaftbeschichteten Pfanne Spinat bei mittlerer Hitze anbraten, bis er zusammenfällt. Spinat in einem Sieb abtropfen lassen und so viel Flüssigkeit wie möglich herauspressen.

3. Spinat wieder in die Pfanne geben. Frischkäse, saure Sahne, Zwiebelpulver, Knoblauchpulver, Salz und gemahlenen schwarzen Pfeffer hinzufügen. Bei mittlerer Hitze unter Rühren erhitzen, bis die Mischung heiß ist.

4. Vollkornreis eine Minute in der Mikrowelle erhitzen.

Servieren: Vollkornreis in der Mitte der Teller anordnen. Heilbutt darauf legen und Spinatcreme darüber löffeln.

Portionen: 2

Muscheln mit Orangensauce, Brokkoli und Blumenkohl

280 g große Kammmuscheln

450 g Brokkoliröschen

450 g Blumenkohlröschen

1 Tasse frisch gepresster Orangensaft

Kochspray

1 Teelöffel Curry

Salz und gemahlener schwarzer Pfeffer nach Geschmack

Eine antihaftbeschichtete Bratpfanne mit Kochspray einsprühen und erhitzen. Muscheln hineinlegen, mit Curry, Salz und Pfeffer würzen. Anbraten, bis die Muscheln goldbraun sind. Brokkoli, Blumenkohl und Orangensaft hinzufügen. Braten, bis der Brokkoli hellgrün ist und beim Test mit der Gabel leicht zerfällt.

Servieren: Muscheln und Gemüse in flache Schalen füllen. Mit Orangensauce beträufeln.

Portionen: 2

Krabben-Tofu-Suppe

1½ Tassen gekochter Vollkornreis

110 g Krabben, geschält, entdarmt und halbiert

110 g festes Tofu, gewürfelt

3 Esslöffel Misopaste oder Instant-Misosuppe

4 Tassen Wasser

1 Tasse natriumarme Sojasauce

In einem großen Topf Wasser, Reis, Sojasauce, Krabben, Tofu und Miso verrühren. Zwei Minuten köcheln lassen beziehungsweise bis die Krabben nicht mehr durchsichtig sind.

Servieren: In Suppentellern servieren.

Portionen: 2

Krabben-Reis

450 g Krabben, geschält und entdarmt

1½ Tassen gekochter Vollkornreis

2 Tassen Brokkoliröschen

¼ Tasse in Scheiben geschnittene Frühlingszwiebeln

Kochspray

½ Esslöffel Knoblauchpulver

¼ Tasse natriumarme Sojasauce

2 Teelöffel Sesamsamen

1. Schwänze der Krabben entfernen. Krabben in mundgerechte Stücke schneiden.
2. Eine antihaftbeschichtete Bratpfanne mit Kochspray einsprühen und erhitzen. Krabben darin zwei Minuten anbraten. Vom Herd nehmen und Krabben beiseite stellen.
3. Pfanne mit Kochspray einsprühen und erhitzen. Reis und Knoblauchpulver darin unter ständigem Rühren eine Minute anbraten. Brokkoli hinzufügen und garen, bis er hellgrün ist. Krabben, Frühlingszwiebeln, Sojasauce und Sesamsamen hinzufügen. Eine weitere Minute braten.

Servieren: Gemüse auf Tellern arrangieren und servieren.

Portionen: 2

Südstaaten-Hähnchen mit Schwarzaugenbohnen und Kohl

170 g Hähnchenbrust ohne Haut und Knochen

5 Bund Kohlblätter, in Streifen geschnitten

2 Knoblauchzehen, gehackt; ¼ Tasse Balsamicoessig

2¾ Tassen Schwarzaugenbohnen aus der Dose, abgespült und abgetropft

1 Esslöffel Kräutersalz; Kochspray; ¼ Tasse Wasser; 1 Teelöffel Zuckerersatzstoff

Salz und gemahlener schwarzer Pfeffer nach Geschmack

1. Backofen auf 190° C vorheizen.
2. Hähnchen mit Salz einreiben. Eine antihaftbeschichtete Bratpfanne mit Kochspray einsprühen und erhitzen. Hähnchen auf beiden Seiten scharf anbraten, bis es außen knusprig wird. Fleisch in einer Auflaufform zehn Minuten braten.
3. Eine große, antihaftbeschichtete Bratpfanne mit Kochspray einsprühen und erhitzen. Kohl und Knoblauch darin vier Minuten anbraten beziehungsweise bis der Kohl hellgrün wird. Essig und Wasser hinzufügen. Kochen, bis der Großteil der Flüssigkeit verdampft ist. Zuckerersatzstoff, Salz und Pfeffer hinzufügen. Kohl beiseite stellen.
4. Schwarzaugenbohnen in einer Schüssel mit Salz und Pfeffer würzen. Eine Minute in der Mikrowelle erhitzen.

Servieren: Hähnchenbrust auf einem Schneidbrett in Streifen schneiden. Kohl auf Tellern anrichten und Hähnchenstreifen darauf legen. Schwarzaugenbohnen über das Hähnchen streuen.

Portionen: 2

Gedünstetes Soja-Hähnchen mit Gemüse und Vollkornreis

230 g Hähnchenbrust ohne Haut und Knochen, dünn geklopft

1 Tasse Edamame

2 Tassen in dünne Scheiben geschnittene Karotten

1¼ Tassen gekochter Vollkornreis

2 Tassen Wasser

1 Tasse natriumarme Sojasauce

1 Teelöffel gemahlener Ingwer

1 Teelöffel Knoblauchpulver

Salz nach Geschmack

1. Hähnchen, Wasser und Sojasauce in einen Topf geben. Acht Minuten köcheln lassen beziehungsweise bis das Hähnchen nicht mehr rosafarben ist. Hähnchen abtropfen lassen und beiseite stellen.

2. Inzwischen Edamamebohnen enthülsen und zwei Minuten in Wasser kochen. Karotten, Ingwer und Knoblauchpulver in einer Schüssel verrühren und zwei Minuten in der Mikrowelle erhitzen. Edamamebohnen abtropfen lassen und unter die Karottenmischung rühren. Mit etwas Salz würzen.

Servieren: Hähnchen und gekochten Vollkornreis auf Tellern anrichten. Mit der Gemüsemischung garnieren.

Portionen: 2

Kürbis mit Fleischbällchen

2 kleine Spaghettikürbisse, halbiert und entkernt

1 Tasse zerkleinerte Tomaten aus der Dose

170 g gehackte Putenbrust; 1 Eiweiß

4 Scheiben Vollkornbrot, getoastet und gemahlen; Kochspray

Salz und gemahlener schwarzer Pfeffer nach Geschmack

1 Lorbeerblatt; 1 Esslöffel Zuckerersatzstoff; 2 Teelöffel Zwiebelpulver

2 Teelöffel Knoblauchpulver; 1 Teelöffel Tomatenmark

Gehackte, frische Petersilie (optional)

1. Backofen auf 200° C vorheizen. Kürbis mit etwas Koch-spray einsprühen und mit Salz und Pfeffer würzen. 30 Minuten backen beziehungsweise bis er weich ist. (Oder jede Kürbishälfte sechs Minuten in der Mikrowelle garen.)

3. In einem Topf Tomaten, Lorbeerblatt, Zuckerersatzstoff, das Zwiebel- und das Knoblauchpulver, Salz und Pfeffer verrühren. Zum Köcheln bringen. In einer Schüssel Pu-tenhackfleisch, Eiweiß, Semmelbrösel, Tomatenmark, das restliche Zwiebelpulver, das restliche Knoblauchpulver, Salz und Pfeffer gut verrühren. Zwischen den Handflächen kleine Fleischbällchen rollen. Fleischbällchen in die Toma-tensauce legen und 15 Minuten kochen.

Servieren: Kürbis mit der Gabel zerdrücken und auf Tellern anordnen. Fleischbällchen und Tomatensauce darauf legen. Nach Wunsch mit gehackter Petersilie bestreuen.

Portionen: 2

Puten-Fajitas

170 g Putenbrust ohne Haut und Knochen, in Streifen geschnitten

1 Tasse in Scheiben geschnittene Gemüsezwiebel

1 Paprikaschote, entkernt und in Streifen geschnitten

2 große Vollkorn- oder Weizenvollkorn-Tortillas

½ Tasse fettfreie saure Sahne

Kochspray

2 Esslöffel Fajita-Gewürzmischung

1 Esslöffel Knoblauchpulver

2 Teelöffel Chilipulver

Salz und gemahlener schwarzer Pfeffer nach Geschmack

Eine antihaftbeschichtete Bratpfanne mit Kochspray einsprühen und erhitzen. Putenstreifen zwei Minuten anbraten. Zwiebel hinzufügen und eine weitere Minute braten. Paprikaschote, Fajita-Gewürzmischung, Knoblauchpulver, Chilipulver, Salz und gemahlenen schwarzen Pfeffer hinzufügen. Gut umrühren und eine weitere Minute braten.

Servieren: Tortillas in der Mikrowelle 15 Sekunden erhitzen. Putenmischung auf den Tortillas verteilen und mit saurer Sahne garnieren.

Portionen: 2

Warmer Putensalat mit weißen Bohnen und Rote Bete

230 g Putenbrust-Schnitzel, in Stücke geschnitten

1²/₃ Tassen weiße Bohnen aus der Dose, abgetropft und abgespült

110 g vegetarische Salami, gehackt

¼ Tasse Weißweinessig

170 g Rote Bete aus dem Glas, abgetropft und in Scheiben geschnitten

Kochspray

1 Teelöffel getrockneter Oregano

1 Teelöffel getrocknetes Basilikum

Salz und gemahlener schwarzer Pfeffer nach Geschmack

1. Eine antihaftbeschichtete Bratpfanne mit Kochspray einsprühen und erhitzen. Putenstücke von beiden Seiten scharf anbraten. Etwa zwei Minuten braten beziehungsweise bis das Fleisch goldbraun ist.

2. In einer Schüssel Putenfleisch, weiße Bohnen, vegetarische Salami, Essig, Oregano, Basilikum, Salz und Pfeffer mischen.

Servieren: Rote Bete auf Tellern anordnen und Putenmischung darüber geben.

Portionen: 2

Tipp: Dieser Salat kann warm oder kalt serviert werden.

Fischfilet mit Foliengemüse und Vollkornreis

230 g Snapperfilet ohne Gräten; 2 Tassen Karotten, in Stifte geschnitten

½ Tasse rote Paprikaschote, in feine Streifen geschnitten

2 Esslöffel frisch gepresster Zitronensaft; 1⅔ Tassen gekochter Vollkornreis

1 Esslöffel Zwiebelpulver; 1 Teelöffel Paprika

1 Teelöffel Zitronenpfeffer; 1 Teelöffel Chilischoten

½ Esslöffel Knoblauchpulver

Salz und gemahlener schwarzer Pfeffer nach Geschmack; Kochspray

Zitronenspalten (optional)

1. Backofen auf 160° C vorheizen. Zwiebelpulver, Paprika, Zitronenpfeffer, Chilischoten, Knoblauchpulver, Salz und gemahlenen schwarzen Pfeffer mischen. Snapper mit der Gewürzmischung einreiben. Aus Alufolie zwei Herzen schneiden, die größer sind als das Fischfilet. Alufolie mit etwas Kochspray einsprühen. Auf jedes Stück Alufolie ein Fischfilet setzen, Karotten und Paprikaschote daneben drapieren. Snapper und Gemüse mit Zitronensaft beträufeln. Rand der Alufolie vorsichtig nach oben umbiegen, sodass der Inhalt bedeckt ist.

2. Die Päckchen in flache Auflaufform mit ¼ Tasse Wasser legen. Form abdecken und zehn Minuten garen.

Servieren: Päckchen auf Teller legen. Die Folie oben mit einer Schere einschneiden, sodass der Dampf entweichen kann. Mit Reis servieren. Auf Wunsch mit Zitronenspalten garnieren.

WOCHENPLAN

5-Wochen 5-Faktor-Menüplan

Diese Menüpläne eignen sich hervorragend, wenn Sie die 5-Faktor-Diät beginnen. Alle aufgeführten Gerichte sind als Rezepte in diesem Buch aufgeführt. Selbstverständlich können Sie auf der Grundlage der 5-Faktor-Nahrungsmittel, die Sie besonders mögen, immer auch Ihre eigenen Menüs zusammenstellen.

Erste Woche

TAG 1

Frühstück: Ei-Schinken-Sandwich, S. 157

Snack 1: Schokolade-Pfefferminz-Shake, S. 216

Mittagessen: Antipasto, S. 220

Snack 2: Pikante Riesenkrevetten mit Dip aus schwarzen Bohnen, S. 192

Abendessen: Südstaaten-Hähnchen mit Schwarzaugen-bohnen und Kohl, S. 262

TAG 2

Frühstück: Haferflocken-Beeren-Pfann-kuchen, S. 167

Snack 1: Hart gekochte Eier mit Thunfisch-füllung, S. 190

Mittagessen: Bohnen-salat mit Thunfisch und Grapefruit-Frühlingszwiebel-Vinaigrette, S. 241

Snack 2: Hähnchen-Käse-Happen, S. 176

Abendessen: Muschel-Ratatouille, S. 257

TAG 3

Frühstück: Spargelcrêpes mit Toast, S. 148

Snack 1: Apfelspalten mit Zimtcreme, S. 210

Mittagessen: Snapper-Ceviche mit Süßkartoffeln, S. 240

Snack 2: Hähnchen-scheiben mit Käse und Crackern, S. 181

Abendessen: Kürbis mit Fleischbällchen, S. 264

TAG 4

Frühstück: Schinkensteaks mit Apfelsauce und Toast, S. 165

Snack 1: Gedünstete Pfirsiche mit Ricotta, S. 211

Mittagessen: Graupen-Pilz-Risotto, S. 232

Snack 2: Hotdog-Spieße mit Cherry-Tomaten und Essiggurken, S. 188

Abendessen: Muscheln mit Orangensauce, Brokkoli und Blumenkohl, S. 259

TAG 5

Frühstück: Räucherlachs-Omelett mit Frischkäse und Vollkorntoast, S. 162

Snack 1: Gebackener Spargel mit Putenfleisch, S. 183

Mittagessen: Eintopf mit schwarzen Bohnen, S. 223

Snack 2: Beeren-Protein-Shakes, S. 219

Abendessen: Hähnchen-Ropa Vieja, S. 247

TAG 6

Frühstück: Kashi Go-Lean mit fettfreier Milch, S. 171

Snack 1: Roastbeef mit Karotten-Birnen-Salat, S. 191

Mittagessen: Minestrone, S. 230

Snack 2: Apfel-Puten-Rolle mit Würzsauce und Senf, S. 172

Abendessen: Gefüllte Paprikaschoten mit Vollkornreis, S. 248

TAG 7 Mogeltag

Zweite Woche

TAG 1

Frühstück: Kleie-Pfannkuchen mit Ricotta, S. 166

Snack 1: Gedünstete Äpfel auf Reiswaffeln, S. 199

Mittagessen: Gemüseallerlei mit Pute und Käse-Quesadillas, S. 231

Snack 2: Bruschetta, S. 174

Abendessen: Warmer Putensalat mit weißen Bohnen, S. 266

TAG 2

Frühstück: Bunter Obstquark, S. 169

Snack 1: Endivie mit Artischocken-Käse-Füllung, S. 173

Mittagessen: Räucherlachs-Pizza, S. 239

Snack 2: Hähnchenspieß mit Karotten-Ingwer-Vinaigrette, S. 180

Abendessen: Lachs mit Gurken-Dill-Salat, S. 256

TAG 3

Frühstück: Brokkoli-Cheddar-Omelett, S. 153

Snack 1: Apfelspalten mit Zimtcreme, S. 210

Mittagessen: Hähnchen und Reis-Misosuppe, S. 224

Snack 2: Tortillas mit Salsa, S. 197

Abendessen: Zitronen-Ingwer-Heilbutt mit Maiskolben, S. 251

TAG 4

Frühstück: Paprika-schoten-Frittata mit gebackener Yams-wurzel, S. 158

Snack 1: Quark mit Birnen, S. 201

Mittagessen: Grie-chischer Krabben-Spinat-Salat, S. 238

Snack 2: Knusprige Selleriestifte mit Knoblauch-Hummus und geräucherter Pute, S. 178

Abendessen: 5-Faktor-Lasagne, S. 244

TAG 5

Frühstück: Frühstück-Burritos I, S. 150

Snack 1: Beeren-Pro-tein-Shake, S. 219

Mittagessen: Ofenkar-toffeln mit Hähn-chenbrust, S. 222

Snack 2: Himbeergöt-terspeise mit Beeren und Joghurt, S. 212

Abendessen: Puten-Fajitas, S. 265

TAG 6

Frühstück: Lachs-Lauch-Frittata mit Vollkorntoast, S. 159

Snack 1: Toast mit Beeren und Kakao-Quark, S. 204

Mittagessen: Hähn-chen mit Pommes frites, S. 225

Snack 2: Weiße Bohnen-Dip, S. 196

Abendessen: Fischfilet mit Foliengemüse und Vollkornreis, S. 267

TAG 7 Mogeltag

Dritte Woche

TAG 1

Frühstück: Armer Ritter mit Ricotta, S. 168

Snack 1: Erdbeer-Haferflocken-Riegel mit Joghurt, S. 203

Mittagessen: Chinesische Hähnchen-Wraps mit Erdnuss-Sojasauce, S. 226

Snack 2: Schokoladen-Beeren-Parfait, S. 207

Abendessen: Heilbutt mit Sahne-Spinat und Vollkornreis, S. 258

TAG 2

Frühstück: Pommes frites aus Süßkartoffeln mit Rührei, S. 164

Snack 1: Obstspieße mit Quark, S. 202

Mittagessen: Puten-Salat, S. 233

Snack 2: Zitronenpie, S. 215

Abendessen: Rustikale Schinkensteaks mit Yamswurzeln und Maiskolben, S. 249

TAG 3

Frühstück: Frittata Italiana, S. 149

Snack 1: Espresso-Panna Cotta, S. 208

Mittagessen: Harleys Süßkartoffeln mit Thunfisch, S. 227

Snack 2: Lachs-Sashimi mit Pflaumen, S. 185

Abendessen: Kürbis mit Fleischbällchen, S. 264

TAG 4

Frühstück: Weizengrieß mit Proteinen, S. 170

Snack 1: Eiersalat mit Toastecken, S. 186

Mittagessen: Quesadilla mit Hähnchen, schwarzen Bohnen und Salsa, S. 221

Snack 2: Frische Feigen mit Balsamico-Creme, S. 209

Abendessen: Brokkolicremesuppe mit gedünsteten Krabben, S. 250

TAG 5

Frühstück: Rührei-Auflauf, S. 160

Snack 1: Schokolade-Pfefferminz-Shake, S. 216

Mittagessen: Pink Pizza, S. 234

Snack 2: Obstsalat mit geräucherter Pute, S. 184

Abendessen: Knusprige Hähnchen-Tostadas, S. 252

TAG 6

Frühstück: Eier-Gemüse-Muffins, S. 156

Snack 1: Spinat-Frittata mit Toast, S. 189

Mittagessen: Lachstartar mit Rucola, S. 237

Snack 2: Hähnchen-Käse-Happen, S. 176

Abendessen: Bisonsteak mit Blumenkohl-Karotten-Püree und Vollkornreis, S. 253

TAG 7 Mogeltag

Vierte Woche

TAG 1

Frühstück: Schinkensteaks mit Apfelsauce und Toast, S. 165

Snack 1: Beeren-Protein-Shake, S. 219

Mittagessen: Nizzasalat, S. 236

Snack 2: Ei-Sellerie-Platte mit Senf-Balsamico-Sauce, S. 187

Abendessen: Indisches Hähnchen mit Curry-Joghurt-Sauce und Vollkornreis, S. 254

TAG 2

Frühstück: Haferflocken-Beeren-Pfannkuchen, S. 167

Snack 1: Apfel-Puten-Rolle mit Würzsauce und Senf, S. 172

Mittagessen: Gefüllte Pilze mit Blattgemüse, S. 242

Snack 2: Hähnchensalat mit Äpfeln, S. 177

Abendessen: Hummer und Erbsen mit Tomaten-Basilikum-Sauce und Graupen, S. 255

TAG 3

Frühstück: Rührei mit Toast und Grapefruit, S. 161

Snack 1: Himbeergelatine mit Quark, S. 213

Mittagessen: Gemüseallerlei mit Pute und Käse-Quesadillas, S. 231

Snack 2: Edamame und Thunfisch-Sashimi mit Ingwer-Frühlingszwiebel-Vinaigrette, S. 179

Abendessen: Krabben-Reis, S. 261

TAG 4

Frühstück:
Frühstück-Burritos II,
S. 151

Snack 1: Karottenstifte
mit Zwiebeldip,
S. 193

Mittagessen:
Antipasto, S. 220

Snack 2: Käse-Birne,
S. 175

Abendessen: Süd-
staaten-Hähnchen
mit Schwarzaugen-
bohnen und Kohl,
S. 262

TAG 5

Frühstück: Geräucher-
tes Putenfleisch mit
Tomaten-Rührei und
Toast, S. 163

Snack 1: Pesto-Chips
mit Tomaten und
Käse, S. 198

Mittagessen: Mine-
strone, S. 230

Snack 2: Käsekuchen,
S. 206

Abendessen: Lachs mit
Gurken-Dill-Salat,
S. 256

TAG 6

Frühstück: Pfannku-
chen mit Paprika-
schoten, Mozzarella
und knusprigem
Schinken, S. 154

Snack 1: Birnen mit
Erdnussbutter-Dip,
S. 200

Mittagessen: Mediter-
ranes Hähnchen mit
Quinoa-Salat, S. 228

Snack 2: Tortillas mit
Salsa, S. 197

Abendessen: Hähnchen-
Chow Mein, S. 246

TAG 7 Mogeltag

Fünfte Woche

TAG 1

Frühstück: Räucherlachs-Omelett mit Frischkäse und Vollkorntoast, S. 162

Snack 1: Gedünstete Äpfel auf Reiswaffeln, S. 199

Mittagessen: Eintopf mit schwarzen Bohnen, S. 223

Snack 2: Knusprige Selleriestifte mit Knoblauch-Hummus und geräucherter Pute, S. 178

Abendessen: 5-Faktor-Lasagne, S. 244

TAG 2

Frühstück: Ei-Schinken-Sandwich, S. 157

Snack 1: Birnen-Rucola-Salat mit Ricotta, S. 182

Mittagessen: Toskanische Tomatensuppe, S. 243

Snack 2: Hähnchenscheiben mit Käse und Crackern, S. 181

Abendessen: Argentinischer Steaksalat mit Brunnenkresse und Senf-Koriander-Vinaigrette, S. 245

TAG 3

Frühstück: Cowboy-Omelett, S. 155

Snack 1: Passionsfrucht-Mandarinen-Shake, S. 217

Mittagessen: Mexikanischer Hähnchensalat mit pikantem Salsa-Dressing, S. 229

Snack 2: Bruschetta, S. 174

Abendessen: Krabben-Tofu-Suppe, S. 260

TAG 4

Frühstück: Frühstück-Burritos III, S. 152

Snack 1: Toast mit Beeren und Kakao-Quark, S. 204

Mittagessen: Gemüseallerlei mit Pute und Käse-Quesadillas, S. 231

Snack 2: Karamell-Apfelpudding, S. 205

Abendessen: Hähnchen-Ropa Vieja, S. 247

TAG 5

Frühstück: Spargel-crêpes mit Toast, S. 148

Snack 1: Hähnchenspieß mit Karotten-Ingwer-Vinaigrette, S. 180

Mittagessen: Graupen-Pilz-Risotto, S. 232

Snack 2: Beeren-Protein-Shake, S. 219

Abendessen: Muschel-Ratatouille, S. 257

TAG 6

Frühstück: Brokkoli-Cheddar-Omelett, S. 153

Snack 1: Obstspieße mit Quark, S. 202

Mittagessen: Champignon-Puten-Stapel, S. 235

Snack 2: Zitronenjoghurt mit Kiwi, S. 214

Abendessen: Gedünstetes Soja-Hähnchen mit Gemüse und Vollkornreis, S.263

TAG 7 Mogeltag

5-FAKTOR-ERFOLGSTAGEBUCH

Wer sich aufschreibt, was er isst, denkt dreimal über seine Ernährung nach. Wenn Sie essen, denken Sie das erste Mal darüber nach. Wenn Sie es aufschreiben, denken Sie das zweite Mal darüber nach. Wenn Sie es später lesen, denken Sie das dritte Mal darüber nach.

Ich bin der Ansicht, wenn Sie dreimal über alles nachdenken, was Sie essen, haben Sie das Gefühl, genau zu wissen, was Sie tun. Außerdem können Sie auf diese Weise jeden Tag besser einschätzen, wie gut Sie sich an Ihre Diät halten. Denken Sie daran: Rom ist auch nicht an einem Tag erbaut worden! Wenn Sie sehen, wie gesund Sie sich in den vergangenen Wochen ernährt haben, kann das als Ansporn zum weiteren Durchhalten dienen. Es ist tatsächlich erwiesen, dass Menschen, die notieren, was sie essen, ihre Ernährungsziele deutlich erfolgreicher erreichen.

Ich weiß, dass Sie nicht die Zeit haben, jede einzelne Kalorie und jedes Gramm Fett zu notieren, die Sie zu sich nehmen. Ich erwarte das von meinen Kunden nicht, und ich erwarte es auch nicht von Ihnen. Die frohe Botschaft lautet also: Das müssen Sie nicht tun.

Aufzuschreiben, wie gut Sie mit der 5-Faktor-Diät vorankommen, ist nicht lästig. Sie benötigen dazu keinen Taschenrechner und nur ein paar Sekunden Zeit.

Alle Rezepte in diesem Buch erfüllen die 5-Faktor-Erfordernisse – darüber müssen Sie also gar nicht erst nachdenken.

Wenn Sie Ihre eigenen Gerichte und Tagesmenüpläne auf der Grundlage der 5-Faktor-Prinzipien zusammenstellen können – immer unter Verwendung der 5-Faktor-Lebensmittel –, kann Ihnen die einfache Tabelle auf der folgenden Seite helfen, Ihre Fortschritte zu notieren. (Machen Sie sich Kopien für jeden Tag.)

Ein fettarmes Protein, Kohlenhydrate mit einem niedrigen oder mittleren glykämischen Wert und ein Getränk, das wenig Zucker enthält oder zuckerfrei ist – schreiben Sie die Lebensmittel dieser drei Kategorien auf, die Sie bei jeder Ihrer fünf Mahlzeiten zu sich nehmen. In Bezug auf die Spalte für die Ballaststoffe kann ich Ihnen versichern: Wenn Sie Kohlenhydrate mit einem niedrigen glykämischen Wert essen, enthalten diese die 5 bis 10 Gramm Ballaststoffe, die Sie mit jeder Mahlzeit aufnehmen sollten. Falls erforderlich, fügen Sie ein ballaststoffreiches Kohlenhydrat hinzu (zum Beispiel Bohnen oder Spinat), damit Sie in die Ballaststoffspalte »Ja« eintragen können. Um das Konzept der 5-Faktor-Diät einzuhalten, sollte jede Ihrer Mahlzeit 5 bis 10 Gramm Ballaststoffe beinhalten.

Die letzte Spalte ist den gesunden Fetten zugeordnet. Hier muss nicht bei jeder einzelnen Mahlzeit »Ja« eingetragen werden. Achten Sie allerdings darauf, keine ungesunden gesättigten Fette oder Transfettsäuren zu essen.

Sind Sie bereit, Ihren 5-Faktor-Tag zu beginnen? Dann los!

Beispiel für einen Tag mit der 5-Faktor-Diät

So könnte ein durchschnittlicher Tag mit der 5-Faktor-Diät aussehen:

Mahlzeit	Protein	Kohlenhydrat mit niedrigem oder mittlerem glykämischem Wert	Zuckerfreies oder zuckerarmes Getränk	Enthält es 5 bis 10 Gramm Ballaststoffe?	Enthält es gesunde Fette?*
Frühstück	3 Eiweiß	Food for Life's Ezekiel No-Flour Cinnamon Bread toast	Kaffee mit Splenda	Ja	Ja
Snack 1	Fettfreier Käse	1 bis 2 Äpfel	Diät-Erfrischungsgetränk	Ja	Ja
Mittagessen	Hähnchensandwich mit Senf, Beilage: schwarze Bohnen	Food for Life's Ezekiel No-Flour Tortilla Wrap	Diät-Eistee	Ja	Ja
Snack 2	Putendörrfleisch	Beilage: gedünstetes Gemüse	Diät-Bier	Ja	Ja
Abendessen	Gedünsteter Lachs	Kashi 7 Whole Grain Pilaf	Grüner Tee	Ja	Ja

*Anmerkung: Nicht jede Mahlzeit muss ein gesundes Fett enthalten. So können Sie sich beispielsweise für einen Imbiss mit wenig oder gar keinem Fett entscheiden, der dennoch die 5-Faktor-Kriterien erfüllt. Achten Sie jedoch darauf, dass Ihre Mahlzeit keine ungesunden Fette enthält (gesättigte Fette oder Transfettsäuren).

Ihr Tag mit der 5-Faktor-Diät

Mahlzeit	Protein	Kohlenhydrat mit niedrigem oder mittlerem glykämischem Wert	Zuckerfreies oder zuckerarmes Getränk	Enthält es 5 bis 10 Gramm Ballaststoffe?	Enthält es gesunde Fette?*
Frühstück					
Snack 1					
Mittagessen					
Snack 2					
Abendessen					

*Anmerkung: Nicht jede Mahlzeit muss ein gesundes Fett enthalten. So können Sie sich beispielsweise für einen Imbiss mit wenig oder gar keinem Fett entscheiden, der dennoch die 5-Faktor-Kriterien erfüllt. Achten Sie jedoch darauf, dass Ihre Mahlzeit keine ungesunden Fette enthält (gesättigte Fette oder Transfettsäuren).

Ihr Tag mit der 5-Faktor-Diät

Mahlzeit	Protein	Kohlenhydrat mit niedrigem oder mittlerem glykämischem Wert	Zuckerfreies oder zuckerarmes Getränk	Enthält es 5 bis 10 Gramm Ballaststoffe?	Enthält es gesunde Fette?*
Frühstück					
Snack 1					
Mittagessen					
Snack 2					
Abendessen					

*Anmerkung: Nicht jede Mahlzeit muss ein gesundes Fett enthalten. So können Sie sich beispielsweise für einen Imbiss mit wenig oder gar keinem Fett entscheiden, der dennoch die 5-Faktor-Kriterien erfüllt. Achten Sie jedoch darauf, dass Ihre Mahlzeit keine ungesunden Fette enthält (gesättigte Fette oder Transfettsäuren).

Ihr 5-Faktor-Wochenplan

Wenn Sie sich daran gewöhnt haben, 5-Faktor-Gerichte selbst zu entwerfen, können Sie auch problemlos Ihren eigenen Wochenplan zusammenstellen. Verwenden Sie dabei viele der Nahrungsmittel, die ich empfehle – insbesondere die wichtigsten 5-Faktor-Lebensmittel.

Ihre Woche mit der 5-Faktor-Diät

Mahlzeit	Frühstück	Snack 1	Mittagessen	Snack 2	Abendessen
Montag					
Dienstag					
Mittwoch					
Donnerstag					
Freitag					
Samstag					
Sonntag	*Mogeltag!*				

Ihre Woche mit der 5-Faktor-Diät

Mahlzeit	Frühstück	Snack 1	Mittagessen	Snack 2	Abendessen
Montag					
Dienstag					
Mittwoch					
Donnerstag					
Freitag					
Samstag					
Sonntag	*Mogeltag!*				

REZEPTVERZEICHNIS

Mahlzeit 1: Frühstück

Mahlzeit 2 und 4: Snacks

Mahlzeit 3: Mittagessen

Mahlzeit 5: Abendessen

DANKSAGUNG

Ich danke meinen Eltern für all meinen Erfolg.

Ich danke meinen Brüdern Jesse und Bobby:
Sie sind meine besten Freunde und mein Jungbrunnen.

Ich danke meiner Managerin Kristin Giese.
Ich schätze ihre Führung und Stärke.

Ich danke meiner Literaturagentin Andrea Barzvi.
Ich werde niemals eine andere brauchen.

Ich danke meinem Co-Autoren Myatt Murphy dafür,
dass er meine Vision teilt und so professionell ist.

Ich danke meiner Herausgeberin Stephanie Karpinske
für die Bearbeitung meines Textes.

Ich danke Paola Patrella für ihre leckeren Rezepte.

Ich danke Logan Alexander für seine Fotos und seinen Humor.

Ich danke Carmen Bonicci, meiner kanadischen Strategin.

Ich danke meiner Handelsvertreterin Brittany Balbo
für ihre Unterstützung.

Ich danke meinen besten Freunden Dave, Anne, Behzad, Sam, Rachel, Wendy, Michael, David, Jamie, Ricky, Jeff, Josh, David, Rick, John, Brian, Jen, Jodi, Vera und Will, dass sie mich daran erinnern, woher ich komme und wer ich bin.

Ich danke Lucy und Viv. Ihr seid immer in meinem Herzen.

ÜBER DEN AUTOR

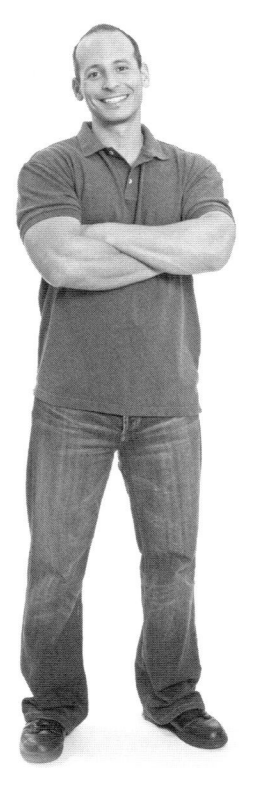

Harley Pasternak, Magister der Naturwissenschaften, zählt zu Amerikas gefragtesten Ernährungs- und Fitnessexperten. Er hat einen Magistertitel der University of Toronto (Kanada) in den Fächern Physiologie und Ernährungswissenschaften sowie einen akademischen Grad mit Prüfung im Spezialfach Kinesiologie der University of Western Ontario (Kanada). Darüber hinaus besitzt er einen Abschluss des American College of Sports Medicine und der Canadian Society for Exercise Physiology. Er hat mit einigen der bedeutendsten Prominenten gearbeitet – unter anderem mit Halle Berry, Alicia Keys, Mandy Moore, Orlando Bloom, Kanye West, Eva Mendes, Jane Fonda, Rachel Weisz, Zach Braff, Brendan Fraser, Rebert Downey Jr., Eve, Sophia Bush und Benjamin Bratt.

Myatt Murphy hat bereits vier bekannte Trainings- und Ernährungsbücher geschrieben und arbeitet als internationaler Journalist für mehr als 45 Zeitschriften wie *Esquire*, *Fitness*, *GQ*, *Men's Health* und *Self*. Weitere Informationen zu seinen Büchern finden Sie unter www.myattmurphy.com.

HARLEY PASTERNAK IM RIVA VERLAG

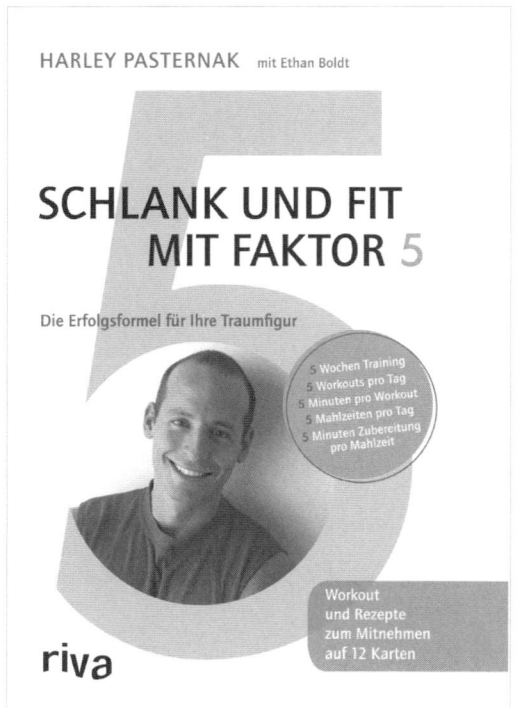

Harley Pasternak
Schlank und fit mit Faktor 5
144 Seiten
Preis 18,90 Euro
ISBN 978-3-936994-80-3

Harley Pasternak

Schlank und fit mit Faktor 5

Mit Harley Pasternaks 5-Faktor-Programm können Sie den Körper bekommen, von dem Sie immer geträumt haben – in nur 5 Wochen! Harley Pasternaks Trainings- und Ernährungskonzept, das schon seit Langem bei Hollywoodstars, Sportidolen und zahllosen anderen Prominenten funktioniert, können auch Sie ganz leicht umsetzen. Das Programm ist denkbar einfach, und in nur 5 Wochen sehen Sie die ersten Resultate.

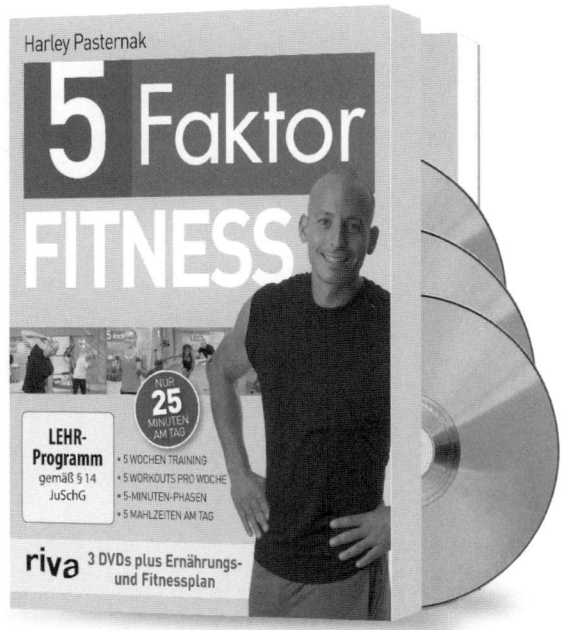

Harley Pasternak
5-Faktor-Fitness
Preis 34,90 Euro
ISBN 978-3-86883-073-6

Harley Pasternak
5-Faktor-Fitness

Nachdem Harley Pasternak die berühmtesten Körper Hollywoods in Form gebracht hat, gibt er in diesem DVD-Set seine Geheimnisse preis. Er präsentiert sein revolutionäres 5-Wochen-Programm, mit dem man Gewicht reduziert und fit wird, ohne hungrig zu sein. Die Box enthält drei Workout-DVDs und ein 192-seitiges Booklet, in das man sein individuelles Ernährungs- und Fitness-Tagesprogramm eintragen kann. Harley Pasternak garantiert den perfekten Hollywood-Körper für jedermann!

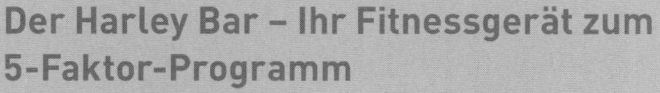

PERFORMBETTER+

Der Harley Bar – Ihr Fitnessgerät zum 5-Faktor-Programm

Harley Pasternaks Fitness Bar ist ein extrem viel-
seitiges Trainingsgewicht für Ihren gesamten Körper.

Als Kurz- und Langhantel zugleich eignet er sich
perfekt für Arm- und Schulterübungen, Rücken-
training, Kniebeugen und vieles mehr.

**Dieses innovative Paket wird
Sie begeistern!**

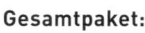

Gesamtpaket:
2 Short Bars, 2 Long Bars,
4 Gewichte und Tasche
Gesamtgewicht: 7,5kg
69,90 € | Bestellnr.: 201004001

Bestellen Sie jetzt unter
www.harleybar.de

KURZHANTELN

Unsere Kurzhanteln bieten eine Fülle an Übungsvariationen und stärken zudem die intermuskuläre Koordination. Die kleinen Alleskönner eignen sich auch perfekt für Ausdauer- und Kraftausdauertraining.

Kurzhanteln 1 bis 5 kg
Bestellnr.: 200912064
Einzeln von 5,90 bis 16,90 Euro
Paar von 10,90 Euro bis 31,90 Euro

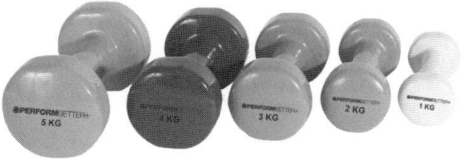

FITNESSMATTE

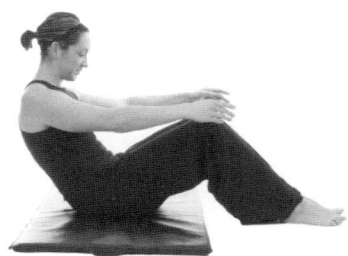

Unsere Matte bildet die **perfekte Unterlage für Trainings-übungen jeder Art.** Sie schützt Ihre Knie und Ihren Rücken, die bei vielen Sportprogrammen besonders beansprucht werden. Die Übungsmatte ist strapazierfähig, waschbar und einfach zu transportieren. Starten Sie Ihr Core-Performance-Training mit der passenden Unterlage!

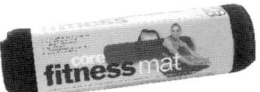

Fitnessmatte
Bestellnr.: 200912004
19,90 Euro

PERFORM-BETTER-ROLLE

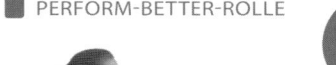

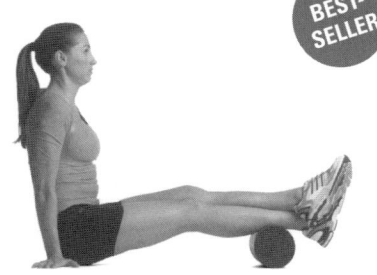

Die Hartschaumrolle ist das ideale Trainingsgerät für **aktive Regeneration**, um Muskelverspannungen zu lösen, die Durchblutung zu steigern und das Wohlbefinden zu erhöhen. Darüber hinaus hilft Sie bei der Förderung Ihres Gleichgewichts und bildet ein hervorragendes Hilfsmittel für Stretching, Yoga und Pilates.

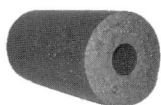

Hartschaumrolle klein
Bestellnr.: 201003014
26,90 Euro

Alle Produkte von Perform Better

unter **www.perform-better.de** oder Tel. 055 21/ 855 350

SNM Sport Nutrition & more GmbH
Heerstr. 31 | 81247 München | **info@sportundnutrition.de**

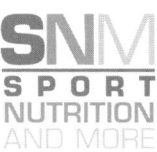

Bestellen Sie jetzt unter
www.perform-better.de

Laufen, aber richtig!

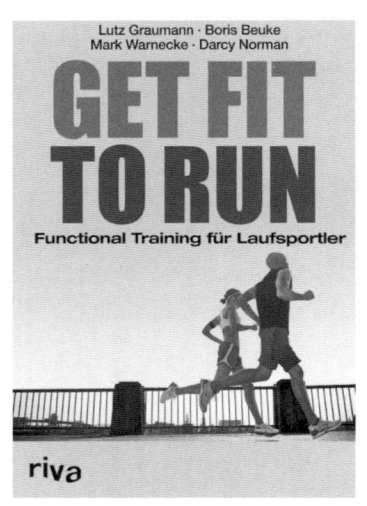

»Get Fit to Run ist das neue Standardwerk für jede Läuferin und jeden Läufer und auch für alle, die es noch werden wollen – fundiert geschrieben und wissenschaftlich auf dem neuesten Stand.«

Martina Steinbach, Head of SHAPE Fitness

256 Seiten
Preis: 19,90 €
ISBN 978-3-86883-054-5

Lutz Graumann
Boris Beuke
Mark Warnecke
Darcy Norman

Get Fit to Run
Functional Training für
Laufsportler

Sie wollen besser, schneller, länger laufen? GET FIT TO RUN! In vier Kapiteln – Motivation, Bewegung, Ernährung und Regeneration – beleuchten der Sportmediziner Lutz Graumann, der Fitnesscoach des FC Bayern München, Darcy Norman, der Ernährungsmediziner und Schwimmweltmeister Mark Warnecke und der Sportwissenschaftler Boris Beuke alle Aspekte des Laufens. Selbsttests dienen der Standortbestimmung, und der Übungsteil ermöglicht es auch Ihnen, sich mit Functional Training optimal auf das Laufen vorzubereiten.

Der neue Fitnesstrend

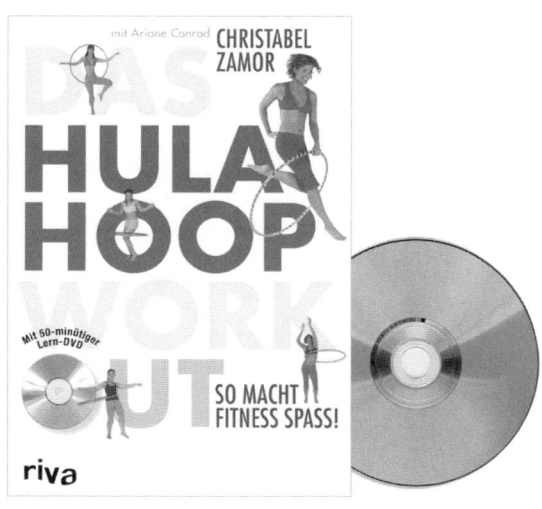

224 Seiten mit DVD
Preis: 22,00 €
ISBN 978-3-86883-046-0

Christabel Zamor
Ariane Conrad
Das Hula-Hoop-Workout
So macht Fitness Spaß!

Der bunte Reifen aus unserer Kindheit ist wieder da! Christabel Zamor, die in den USA eine riesige Hula-Hoop-Begeisterung ausgelöst hat, stellt 50 tolle Moves vor, die alle detailliert erklärt und mit Schritt-für-Schritt-Fotografien illustriert werden. Diese Übungen bringen nicht nur eine Menge Spaß in den Alltag, sondern bewirken auch ein völlig neues Körpergefühl, mehr Energie und Lebensfreude und einen gewaltigen Kick für das Selbstbewusstsein.

Yoga für alle!
Der Bestseller – 20 000 verkaufte Exemplare

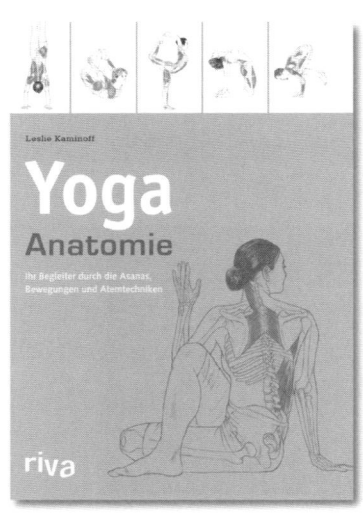

»Yoga ist so universell in seinen Prinzipien und so umfassend, dass es für jeden Menschen, ob jung oder alt, religiös oder atheistisch, wohltuend ist, die Übungen für sich anzunehmen und zu genießen.«
Christy Turlington, Model

232 Seiten
Preis: 22,00 €
ISBN 978-3-936994-79-7

Leslie Kaminoff
Yoga-Anatomie
Ihr Begleiter durch die Asanas, Bewegungen und Atemtechniken

Mit klaren, fachkundigen Anweisungen und detaillierten anatomischen Farbzeichnungen stellt Yoga-Anatomie die gängigsten Asanas vor und ermöglicht ein tieferes Verständnis der Strukturen und Prinzipien, die jeder Bewegung und dem Yoga selbst zugrunde liegen. Vom einfachsten Atemzug bis zur Haltung für Fortgeschrittene – dieses Buch beschreibt die Funktion jedes Muskels und zeigt, wie schon minimale Haltungsänderungen die Wirkung verstärken oder abschwächen und wie Wirbelsäule, Atmung und Körperhaltung zusammenhängen. Dieses Buch ist sowohl für Yoga-Einsteiger als auch für Fortgeschrittene eine unermessliche Wissensquelle.

Das erste Anatomiebuch zu Pilates

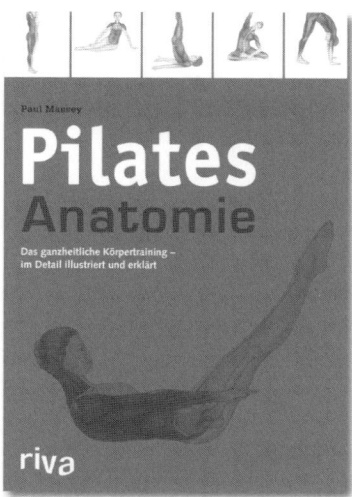

160 Seiten
Preis: 22,00 €
ISBN 978-3-86883-045-3

Paul Massey

Pilates -Anatomie

Das ganzheitliche Körper-
training – im Detail illus-
tiert und erklärt

Millionen Menschen nutzen Pilates, um ihre körperliche und geistige Gesundheit zu verbessern. Dieses fundierte Standardwerk für Einsteiger, Trainer und Therapeuten zeigt, wie die 40 wichtigsten Pilates-Übungen auf den Körper wirken. Jede Übung wird von einer anatomischen Illustration begleitet. Eine ausführliche Beschreibung widmet sich der korrekten Ausführung und Atemtechnik sowie dem Ziel der Übung.

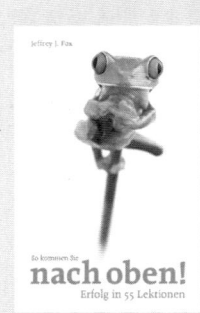

So kommen Sie nach oben!

Jeffrey J. Fox

Bestsellerautor Jeffrey J. Fox präsentiert Erfolgsrezepte von Menschen, die es bereits „geschafft" haben – vom Dekan der Elite-Universität Harvard bis zum Chef des weltbekannten Kaffeerösters Starbucks. Er zeigt dem Leser in 55 spannenden Lektionen, wie er auf der Karriereleiter Schritt für Schritt nach oben klettert und wie er dort oben auch auf Dauer bleibt.

240 Seiten | gebunden mit SU | ISBN: 978-3-941493-21-6 | 24,90 €

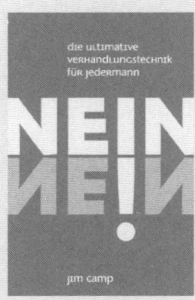

368 Seiten
broschiert
ISBN: 978-3-941493-19-3
22,90 €

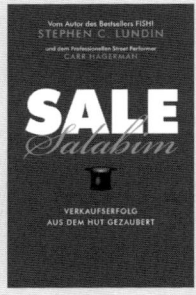

192 Seiten
broschiert
ISBN: 978-3-941493-24-7
17,90 €

Nein!

Jim Camp

Ob im täglichen Leben, im Geschäft oder am Arbeitsplatz: Wir alle verhandeln täglich über die unterschiedlichsten Dinge. Wollen Sie das ab jetzt besser machen? Vertrauen Sie Jim Camp! Sein Geheimnis: „Nein!". Dieses kleine Wort hat die Macht, die Luft zu reinigen, das Gespräch wieder in Gang zu bringen und Ihnen zum Erfolg zu verhelfen. Hier lernen Sie, wie das geht!

SaleSalabim

Stephen C. Lundin und Carr Hagerman

Stephen Lundin ist wieder da! Nach „Fish!" nun sein neues Werk: ein Weckruf an alle, die als Verkäufer in Zukunft besser und erfolgreicher sein möchten. Lundins Credo: In jedem von uns steckt ein Verkäufer – es ist egal, ob man den eigenen Standpunkt optimal vertreten oder eine Ware an den Mann bringen möchte. Lernen Sie die geheimen Tricks der Straßenkünstler und (ver)zaubern Sie!

WWW.BOOKS4SUCCESS.DE